GLAMOROUS FIT
글래머러스 핏

다이어트 끝판왕 하서빈의 예쁜 근육 만들기

GLAMOROUS FIT
글래머러스 핏

하서빈 지음

비타북스

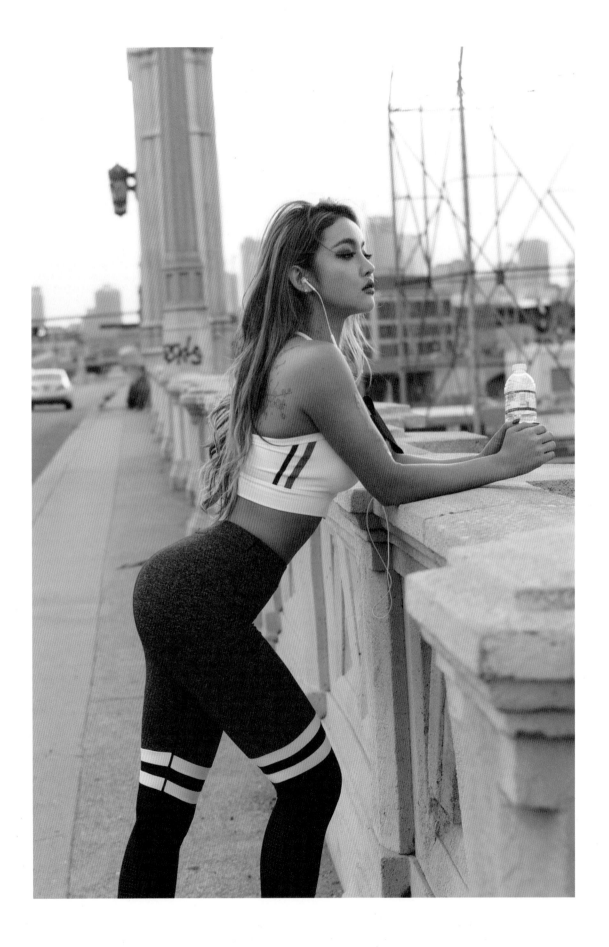

책을 쓰기 시작하면서 무엇보다 고민되었던 건 '누구를 위한 책이 되어야 할까?'였다. 초기 의도는 이 책을 본 많은 분들이 '근력운동을 해야겠다!' 마음먹게 하는 것이었다. 그래서 가제목도 '근력운동을 하자!' 정도로 정해놓고 목차를 다듬었다. 헌데 이런 정직한 제목에 누가 관심을 갖고 보게 될까 하는 의문이 들었고, 그 순간 떠오른 단어는 '글래머러스'! 근력운동을 통해 바뀐 나의 볼륨감 있는 몸을 묘사하는데 가장 적합한 단어였다. 내게 많은 관심과 사랑을 주는 팬들 역시 나처럼 볼륨감 있는 몸 만드는 법을 궁금해 하고 수없이 질문해왔던 터다. 그래서 결정했다. 이 책으로 타고난 볼륨 몸매의 소유자가 아닌, 가진 것 없는 과거의 나와 같은 빈약한 몸매를 가진 분들이 근력운동으로 글래머러스한 몸매를 만들 수 있도록 도움을 주자고….

대부분의 여자들은 늘 다이어트를 한다. 굶고, 참고, 심지어 먹고 토하는 지경에까지 이른다. 이게 다 마른 여자와 남자가 아름답다는 이상한 사회의 인식 탓이다. '모델은 말라야 한다', '마를수록 옷 핏이 산다.' 이런 말들은 대체 어디서부터 시작된 걸까? 어린 학생부터 성인까지 다이어트를 결심하면 무조건 굶거나 아주 적은 양의 음식을 먹으며 러닝이나 사이클 같은 유산소 운동만 한다. 오로지 모두의 목표는 '말라깽이가 되자!'인 것 같다. 과연 마른 몸이 정답인 걸까? 다이어트의 끝은 마른 몸인 걸까? 이런 식으로 살을 빼게 되면 얻는 건 저질 체력 또는 병이다.

자세가 안 좋거나 몸이 아픈 재활환자도 마찬가지다. 병원에서는 근력운동을 권하기보단 물리치료나 근육이완제로 일시적인 고통만 완화시켜준다. 당연히 효과는 오래가지 못한다. 구부정한 자세와 잘못된 습관으로 타이트해진 근막 때문에 약한 근육은 버티지 못하고 통증이 재발한다. 그러면 다시 병원에 가게 된다. 운동을 하더라도 대부분 유산소운동에 열중하다가 해도 별 효과가 없다며 포기해버린다.

물론 유산소운동도 중요하다. 하지만 정작 원하는 몸매를 만들고 싶다면 반드시 근력운동을 동반해야 한다. 근력운동으로 근육을 발달시키면 근육이 지방을 마구 태운다. 그 다음 유산소운동으로 마무리를 해줘야 예쁜 몸매가 완성된다. 얼굴이 커서 고민인 사람은 어깨와 팔 운동을 겸해 상대적으로 얼굴을 작아보이게 만들고, 통짜 허리가 고민인 사람은 골반을 키우는 게 답이다. 골반 장골은 커지는 부위가 아니니까 근처 근육인 둔근을 키워 허리가 잘록해보이도록 몸을 디자인하는 식이다. 막상 해보면 그리 어렵지 않다. 특히 싱글 라이프를 즐기는 여성들이 혼자 살면 힘써야 하는 일이 종종 생기는데 보다 안전한 자세로 힘을 사용할 수 있게 돼 부상을 예방할 수 있기도 하다. 어쨌든 좋다. 근력을 키워 안 좋았다는 후기는 아직 찾지 못했다.

이쯤에서 잠깐 내 얘기를 곁들여볼까 한다. 과거의 난 팔다리가 매우 얇고 복부만 남산만큼 튀어나온, 한마디로 'ET 몸매'의 소유자였다. 뚱뚱한 체질은 아니었지만 근력도 체력도 바닥인 문제투성이 몸이었다. 덕분에 다이어트도 수없이 해봤다. 동네 강둑을 따라 매일 걷고 뛰고, 헬스장에 들락날락거리고 식탁을 채소로만 가득 채웠다. 한참을 채소로만 연명하다가 가끔 풀어지는 날엔 '열심히 다이어트 했으니까 오늘 한 끼 치킨은 괜찮잖아!' 혹은 '초콜릿 하나 정도는 당분도 섭취되고 좋지 뭐!' 이런 식이었다. 그러다보니 빼고 찌우고 빼고 찌우고 무한 반복되는 요요의 늪에 빠지고 말았다. 이렇게 되고 마는 이유에 대해서는 1파트에서도 자세히 다룰 예정이다.

요요와 한참을 싸우다보니 다이어트와 난 상극이라는 결론에 도달했다. 운동 좀 해보겠다며 펴본 책 속엔 이상근이니 대퇴사두니 하는 해부학 용어들만 가득해 그냥 덮어버렸다. 몸매에 대한 욕심과 열정도 함께 말이다. 아마 80%의 다이어터들이 나와 비슷한 패턴으로 사고했을 거다. 그런데 지금의 난 다르다. 맛있는 것도 먹고 즐기면서 똑똑하게 운동하고 있다. 이 운동을 통해 내 몸 어디를 어떻게 만들 수 있을까 상상하면서 필요한 운동을 적절하게 조합해서 볼륨을 채우고 라인을 만든다. 현재 내 몸은 툭 튀어나와 있던 뱃살은 쏙 들어갔고 밋밋해서 존재조차 희미했던 골반과 엉덩이는 볼륨으로 채워져 있다. 타고난 거 아니냐는 질문을 받을 정도로 말이다.

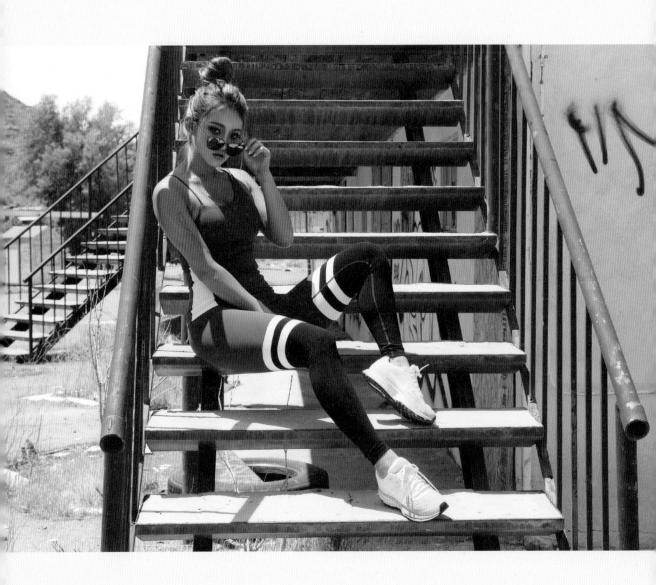

아무것도 몰랐고 아무것도 아니었던 평범한 내가 바뀌었으니 모두가 바뀔 수 있다. 마음만 먹으면 먼저 경험해본 내가 적극적으로 도와주고 싶다. 그래서 수없이 많은 다이어트를 통해 누적된 경험과 덧붙여 운동을 본격적으로 하게 되면서 쌓은 지식들을 책에 다 쏟아 부으려 한다. 이 책과 함께 운동을 하게 되면 적어도 아무것도 모르고 시작했던 나보다는 더 빨리, 정확하게 변할 수 있을 거라 자부한다.

이 책은 운동에 대해 어느 정도의 배경지식을 갖고 있는 운동 애호가나 더 많이 알고 싶은 트레이너부터 아예 처음 운동을 시작하는 사람들 모두에게 도움이 될 것이다. 뻔한 운동법만 나열한 '운동 화보집'이 아닌 내가 혼자 운동하며 배우고 알게 된 다양한 노하우를 담아 책으로 만들었다. 무엇보다 중요한 것은 책에 담긴 내용을 여러분 스스로가 노력해서 자신의 것으로 흡수해야 한다는 것이다. 그래야만 바뀔 수 있다! 몸을 '글래머러스하게' 바꾸고 나면 삶도 달라질 것이라 확신한다. 마른 몸매의 시대는 갔다. 볼륨 있고 탄력 있는 몸매가 대세다. 이 대세 속에 당신도 꼭 동참하길 바란다.

팀서빈짐 대표 **하 서 빈**

contents

운동의 거의 모든 것 / 다이어터 Q & A

기초 근력 기르기 / 홈 트레이닝 편

부위별 근력 운동 / 하체 > 복부 > 상체 > 전신

기구 트레이닝 / 헬스장 편

SPECIAL PROGRAM

시간 단축, 효과 100% 완벽한 볼륨 몸매를 위한
글래머러스 핏 프로그램

「글래머러스 핏」 운동에 사용된 도구

맨몸 운동으로도 충분하지만 여기에 몇 가지 도구가 더해지면 더 큰 효과를 볼 수 있다. 필요한 것은 구매해도 좋고 그럴 필요까진 못 느낀다면 가까운 헬스장에 이 정도 도구는 기본으로 갖춰져 있으니 활용하길 바란다.

요가 매트

운동을 위한 필수 품목이다. 운동을 결심했다면 다른 건 몰라도 매트만은 갖추길 바란다. 매트를 고를 때는 두께, 촉감, 소재, 가격 등을 고려해야 한다. 보통 약 4~6mm 정도 두께의 매트가 일반적이며, 그 이상 두꺼워지면 동작을 하거나 균형을 잡을 때 불편할 수 있다. 무릎이나 골반 등의 관절이 약해 바닥에 닿을 때마다 통증이 느껴진다면 그 부위에 수건을 대면 한결 수월해질 것이다. 또 동작을 할 때 매트가 움직이지 않도록 바닥에 단단히 밀착되는 소재를 선택한다.

폼롤러

요즘 집마다 하나씩은 구비해놓는 경우가 많다. 피로한 날 허리나 종아리 등 아프거나 뭉친 부위에 놓고 문지르면 마사지 효과가 있다. 시중에는 길이나 두께, 돌기의 유무 등 다양한 종류의 것이 판매된다. 보통 가정에서는 길이 약 91cm 정도의 원통형을 사용하면 적당하다. 소재는 크게 2가지로 좀 더 부드러운 EVA와

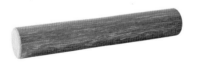

단단한 EPP가 있다. 처음 사용해보거나 유연하지 않다면 EVA를, 숙련자 또는 강한 자극을 원한다면 EPP 소재를 선택하면 된다.

고무 밴드

라텍스로 만든 탄성 강한 고무 밴드다. 탄성 강도에 따라 여러 가지 종류가 있으니 자신의 운동 수준에 맞는 것을 선택해야 한다. 근력이 약하면 얇고 잘 늘어나는 것을 고르길 바란다. 고무 밴드의 탄성이 특정 부위의 소근육의 움직임에 집중할 수 있게 도와줘 좁은 공간에서 쉽게 근력을 기를 수 있게 한다. 날카로운 것에 구멍이 나 찢어질 염려가 있으니 사용할 때는 반지나 팔찌 등은 빼고 손톱이 길 경우에는 조심한다.

덤벨 & 바벨

웨이트 트레이닝을 할 때 사용되는 대표적인 중량 기구들이다. 세트 당 10~15회 이상 들 수 있는 무게를 선택하는 것이 좋다. 덤벨은 무게를 늘리기는 어렵지만 가동범위가 넓어 좀 더 좁은 범위의 소근육을 발달시키는 데 좋고, 바벨은 가동범위는 좁지만 근육의 크기를 키우는 데 효과적이다.

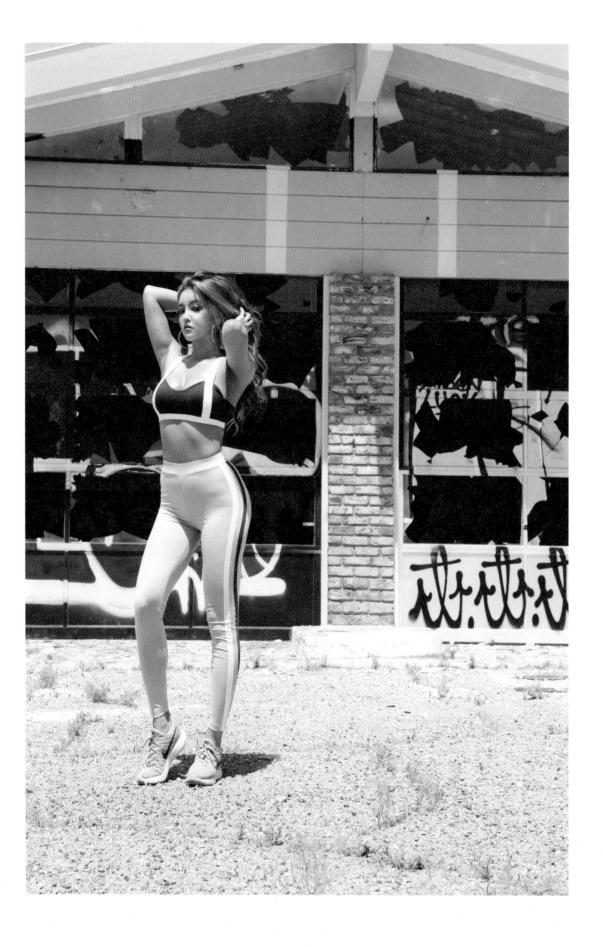

「글래머러스 핏」 운동 활용법

'글래머러스 핏'은 기존의 홈트(홈 트레이닝)와는 운동 목적이 조금 다르다. 단순 다이어트, 살만 빼려는 것이 아니라 건강한 볼륨감을 더해 미처 몰랐던 내 몸 속 아름다운 라인을 살려보자는 게 이 책의 취지다. 몸의 콤플렉스와 단점을 보완해 이를 장점으로 승화시킬 수 있도록 돕자는 것이 이 책의 목적이다. 그렇기에 이 책의 구성을 미리 숙지하고 본 운동을 시작한다면 더 좋은 결과를 얻을 수 있으리라 생각한다.

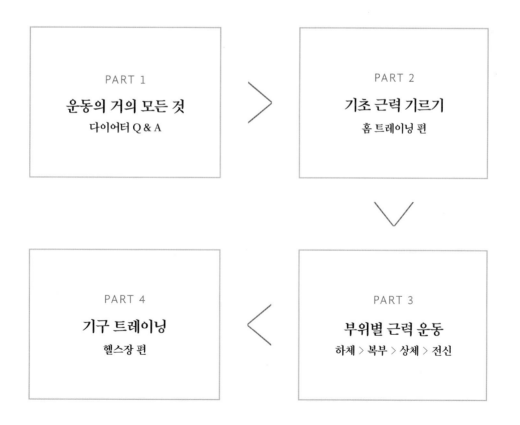

PART 1
운동의 거의 모든 것
다이어터 Q & A

PART 2
기초 근력 기르기
홈 트레이닝 편

PART 4
기구 트레이닝
헬스장 편

PART 3
부위별 근력 운동
하체 > 복부 > 상체 > 전신

운동의 거의 모든 것 - 다이어터 Q & A

퍼스널 트레이너로서 회원들을 수도 없이 만나 그들의 이야기를 들어왔다. 안 해본 다이어트가 없다며 웬만한 트레이너보다 더 많은 지식을 자랑하는 사람도 있었고, 인터넷으로 온갖 운동 정보를 섭렵한 뒤 찾아와 트레이너인 내 말보다 자신이 들은 이야기만을 신뢰해 의견을 조율하느라 서로 애먹었던 적도 있다. 물론 그들이 들은 정보가 맞을 때도 있다. 하지만 100% 정답은 아니다. 각자 신체에 지니고 있는 문제가 다르고 생김새도 다른데 어찌 다 맞을 수 있을까?

우선 주변 지인 및 회원들과 SNS 팔로워들을 통해 그들이 궁금해 하는 것들과 소위 상식이라고 여겨지는 것들을 추려 질의 응답하는 파트를 만들어보았다. 최대한 많은 사람들에게 해당될 수 있는 내용으로 어렵지 않게 설명해보려 노력했으니 운동 한 번 제대로 해보고자 하는 사람이라면 꼭 읽어보고 넘어갔으면 한다.

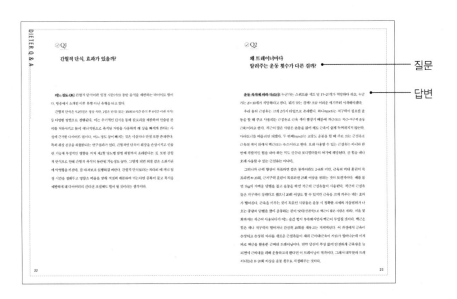

질문

답변

PART 2
기초 근력 기르기 - 홈 트레이닝 편

본격적인 운동은 PART 3부터다. 하지만 운동 초보자들이 바로 시작하기에는 무리가 있다. 기초 근력이 탄탄해야 소화 가능한 동작들을 섞어놓았기 때문이다. 그래서 준비한 것이 바로 이번 파트다. 운동을 처음 하는 사람들은 반드시 이 파트만이라도 섭렵했으면 한다. 저질 체력 소유자들의 체력과 근력을 한 단계 업그레이드시켜줄 최강의 동작들이다.

이 파트는 총 5가지 기본 동작으로 시작한다. 전신 근력 향상에 필수 동작인 푸시업, 데드리프트, 크런치, 런지, 익스텐션부터 시작해 한 단계씩 난이도를 높였다. 초보자들은 각 동작의 첫 번째 레벨을 주어진 세트와 횟수만큼 실시한 뒤 해당 동작이 수월해졌을 때 다음 레벨로 넘어가면 된다. 주의할 점은 단 한 세트를 하더라도 매일매일 해야 한다는 것이다. 욕심내지 말고 한 단계씩 체력과 근력을 키워간다고 생각하고 여유 있게 실시하자. 이 파트의 모든 동작을 무리 없이 소화 가능한 시점부터 다음 파트로 넘어가면 훨씬 효과적으로 글래머러스한 몸매를 만들 수 있을 것이다.

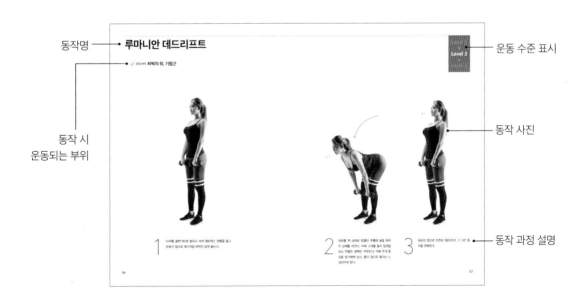

동작명 / 운동 수준 표시 / 동작 사진 / 동작 시 운동되는 부위 / 동작 과정 설명

PART 3

부위별 근력 운동 - 하체>복부>상체>전신

기초 근력도 두둑하게 키워놨으니 본격적으로 몸을 디자인할 차례다. 다이어터나 몸을 만들고 싶어 하는 사람들이 가장 많이 고민하는 부위부터 순서대로 구성했다. 여기 소개된 운동의 일부는 실제 내 회원들이 매일 집에서 하고 있는 동작들이다.

적혀 있는 횟수나 세트는 운동 효과를 극대화시켜줄 수 있는 가장 이상적인 횟수나 각자 소화시킬 수 있는 한계치가 있을 테니 무조건 하라고 강요하진 않겠다. 대신 정말 힘든 순간에 멈추지 말고 딱 3번만 더하자. 힘든 순간을 지나는 시점이 내 몸이 성장하는 때다. 옆에서 내가 직접 독려해줄 수 없으니 스스로가 자신의 트레이너가 되어 반드시 지켜줬으면 한다.

운동 전에 동작에 적혀 있는 TIP을 꼭 숙지하자. 실제 동작을 연습시킬 때 내가 알려줄 수 있는 주의사항을 최대한 압축해서 적은 것이다. 그리고 각 부위별 파트 시작 부분에 넣은 근육 일러스트를 보고 오늘 내가 운동할 부위가 어딘지 확인한 뒤 이 부위에 실제로 자극이 오는지 확인한다면 더 효과적으로 운동할 수 있게 된다.

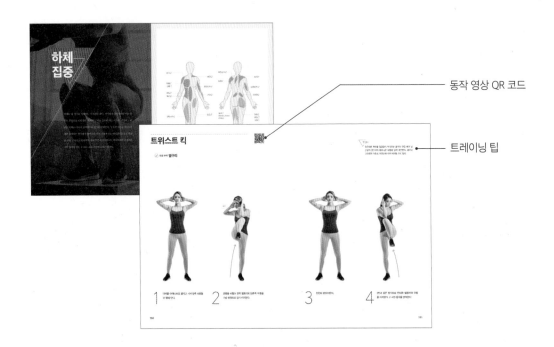

동작 영상 QR 코드

트레이닝 팁

PART 4

기구 트레이닝 - 헬스장 편

다이어터 중 헬스장 문턱 한 번 안 넘어본 사람이 있을까? 그렇다면 이들 중 끝까지 헬스장에서 살아남은 사람은 얼마나 될까? 이번 파트는 기존 운동 책에서는 볼 수 없었던 기구 운동법을 소개한다. 헬스장에서 러닝머신이나 사이클 앞만 오가던 초보들에게 제대로 된 기구 운동법을 알려주고 싶어 준비했다.

무시무시해 보이는 거대한 기구의 위용에 위축될 필요 없다. 오히려 기구를 활용하면 더 빠르게, 더 훌륭한 근육을 만들 수 있을 텐데, 이 좋은 기회를 놓칠 수 없지 않은가? 책의 도움을 받아 기구를 하나씩 정복해보고 더 욕심이 난다면 트레이너들에게 도움을 요청해보자. 활용할 수 있는 모든 주변 환경들을 똑똑하게 활용해 더 멋지게 몸을 조각하길 바란다. 그리고 이 파트를 계기로 돈만 내고 가지 않았던 헬스장에 다시 발걸음 할 수 있게 되기를 바란다.

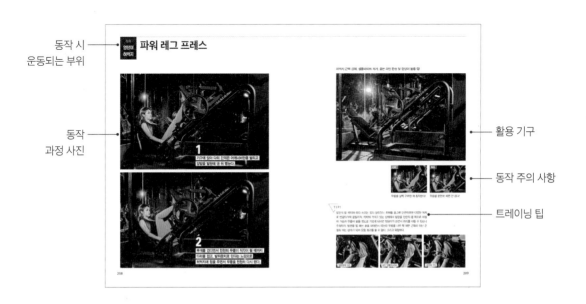

동작 시 운동되는 부위

동작 과정 사진

활용 기구

동작 주의 사항

트레이닝 팁

운동은 책이나 동영상을 보고 따라할 수 있지만 몸을 만드는 과정에서 생겨나는 이런저런 궁금증을 속 시원히 해소할 방법은 마땅치 않다. 책을 준비하면서 SNS 팔로워 및 피트니스 센터 회원을 대상으로 설문 조사를 했다. 여러 논문 및 전문 서적을 토대로 많은 사람들이 궁금해 하는 다이어트 상식과 생리학적 팁 등 몸을 가꾸는 데 있어서 정말 중요한 내용만을 모아 소개하려 한다.

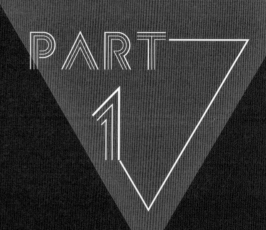

PART

1

운동의
거의 모든 것

다이어터 Q & A

⊘ Q1

공복 유산소운동은 무조건 좋기만 할까?

단점도 있다! 공복 유산소운동은 다이어터의 필수 코스로 여겨진다. 아침 일찍 일어나 빈속에 유산소운동을 하라고 알려주는 SNS 트레이너들도 많다. 하지만 일어나자마자 운동하는 건 완전한 공복은 아닌 상태다. 전날 섭취한 에너지를 통해 저장된 글리코겐의 양이 상당하기 때문에 공복 유산소운동을 한다고 해서 진짜 공복은 아닌 셈이며, 운동한다고 해서 지방이 많이 태워지는 건 아니다.

그렇지만 공복 유산소운동을 하라는 의견에 반대하는 건 아니다. 분명 아침 일찍부터 체내 대사가 활성화되어 살이 빠지긴 하니까. 하지만 빈속에 혈당이 떨어진 상태에서 운동을 하게 되면 어지럽거나 힘을 제대로 낼 수 없어 효율이 떨어진다. 저혈당 상태로 오래 운동을 지속하게 되면 후에 섭취하는 음식을 체지방으로 전환할 가능성도 높아진다. 갑자기 높아진 혈당에 의해 인슐린이 다량으로 분비되어 탄수화물을 지방으로 전환시켜 버리기 때문이다. 그러니 가벼운 탄수화물(사과나 바나나 등)이나 채소 위주의 음식을 섭취한 뒤에 유산소운동을 하는 것을 더 권하고 싶다.

왜 트레이너마다
알려주는 운동 횟수가 다른 걸까?

운동 목적에 따라 다르다! 누군가는 스쿼트를 세트 당 15~20개가 적당하다 하고, 누군가는 20~30개가 적당하다고 한다. 뭐가 맞는 걸까? 조금 어려운 얘기부터 시작해야겠다.

우리 몸의 근섬유는 크게 2가지 타입으로 존재한다. 하나(type1)는 지구력이 필요한 운동을 할 때 사용되는 근섬유로 근육 색이 빨갛기 때문에 적근(또는 지근=지구력 운동 근육)이라고 한다. 적근이 많은 사람은 운동을 많이 해도 근육이 쉽게 두꺼워지지 않는다. 마라토너를 떠올리면 되겠다. 두 번째(type2)는 고강도 운동을 할 때 주로 쓰는 근섬유로 근육의 색이 하얘서 백근(또는 속근)이라고 한다. 큰 힘을 내나 오래 사용할 수 있는 근섬유는 아니다. 한 번에 폭발적인 힘을 내야 하는 역도 선수나 보디빌더들이 여기에 해당된다.

근력 향상이 목표라면 같은 동작이라도 2~8회 미만, 근육의 비대 훈련이 목표라면 8~20회, 근지구력 훈련이 목표라면 25회 이상을 권하는 것이 보편적이다. 예를 들면 1kg의 가벼운 덤벨을 들고 운동을 하면 적근의 근섬유들이 사용된다. 적근의 근섬유들은 지구력이 강하다고 했으니 20회 이상도 할 수 있지만 근육을 크게 키우는 데는 효과가 떨어진다. 근육을 키우는 것이 목표인 사람들은 운동 시 정확한 자세와 가동범위가 나오는 중량의 덤벨을 찾아 운동하는 편이 낫다(선천적으로 백근이 많은 사람은 제외). 처음 몇 회까지는 적근이 사용되다가 어느 순간 힘이 부족해지면서 백근이 투입될 것이다. 백근은 힘은 세나 지구력이 떨어져 간신히 20회를 채우고는 지쳐버린다. 이 과정에서 근육이 손상되고 손상된 자리를 새로운 근섬유들이 채워 근비대(근육이 커짐)가 일어나는데 이게 바로 백근을 활용한 '근비대 트레이닝'이다. 만약 당신이 부상 없이 안전하게 근육량을 늘리면서 근비대를 위해 운동하고자 한다면 이 트레이닝이 적격이다.

운동 후에 술을 마시면 근육이 빠진다?

과음은 근육 성장을 방해한다! 현재 센터에 다니는 회원 중 대부분이 적게는 주 1회, 많게는 3회 이상 술을 마신다고 한다. 다른 건 몰라도 금주만은 못하겠다고 호소한다. 그토록 좋아하는 술, 대체 왜 마시지 말라는 걸까?

일주일 내내 다이어트 식단을 완벽하게 잘 지키다가 하루 정도 술을 마시겠다고 하면 말리진 않겠다. 적절한 수준에서 말이다. 물론 단순 다이어트가 아닌 인생 최초 프로필 촬영을 준비하고 있거나 대회를 준비하는 경우엔 무조건 금주! 목표가 뚜렷하다면 '인내'만이 답이니까.

알코올은 근육의 단백동화작용(남성 호르몬인 테스토스테론이 분비되어 근육이 성장하는 것)을 방해한다. 알코올이 체내에 들어오면 이를 해독하려고 에너지가 소비되는데, 이때 근 조직 회복에 힘써야 할 에너지가 여기에 집중한다. 즉, 알코올의 우선 대사 효과 때문에 기초대사가 아닌 알코올부터 분해하기 시작한다는 것이다. 가만히만 있어도 자동으로 소모되는 칼로리를 기초대사량이라고 보면 되는데 몸이 스스로 알코올부터 분해해야 한다고 판단해 제 할 일을 못하는 것이다. 체내의 모든 알코올이 해독되기 전까지 기초대사가 태워지지 않으므로 이는 살이 찌는 것과 진배없다.

게다가 알코올은 간에서 분해되는데 이때 소모되는 에너지원은 단백질이다. 근육을 만드는 주성분은 단연 단백질이다. 한 가지 더 추가하자면 알코올은 근육을 산화시킨다. 마치 고기 요리를 할 때 술을 넣으면 육질이 부드러워지는 원리를 떠올리면 이해가 될 것이다. 그럼에도 못 참겠다면 레드와인 한 잔 정도는 괜찮다. 레드와인 속 항산화물질인 '레스베라트롤(resveratrol)'이 심장 기능을 촉진시키고 근력 증가에도 도움을 주기 때문이다. 물론 그 이상 섭취하게 되면 악영향을 미친다는 것도 잊지 말자.

⊘ Q4

간헐적 단식, 효과가 있을까?

어느 정도 OK! 간헐적 단식이란 일정 시간(기간) 동안 음식을 제한하는 다이어트 방법이다. 방송에서 소개된 이후 유행 아닌 유행을 타고 있다.

간헐적 단식은 5:2(5일은 정상 식단, 2일은 단식) 또는 16:8(16시간 단식 후 8시간 이내 식사) 등 다양한 방법으로 진행된다. 이는 주기적인 단식을 통해 칼로리를 제한하여 인슐린 분비를 저하시키고 몸이 에너지원으로 축적된 지방을 사용하게 해 살을 빠지게 한다는 원리에 근거한 다이어트 법이다. 어느 정도 살이 빠지는 것은 사실이다. 하지만 단점 또한 존재한다. 특히 췌장의 건강을 위협한다는 부작용이 대두되고 있다. 간헐적인 단식이 췌장을 손상시키고 인슐린 기능에 부정적인 영향을 끼쳐 제2형 당뇨병 발병 위험까지 초래한다는 것. 또한 간헐적 단식으로 인해 간헐적 폭식이 동반될 가능성도 높다. 그렇게 되면 위장 같은 소화기관에 악영향을 끼친다. 잘 따져보고 실행하길 바란다.

간헐적 단식보다는 차라리 매 끼니 일정 시간을 정해두고 영양소 비율을 맞춰 적절히 배분하여 먹는다면 공복이 줄고 폭식을 예방하게 돼 다이어터의 컨디션 조절에도 힘이 될 것이다.

⊘ Q5

땀이 많이 날수록 운동 효과가 높다?

그렇지 않다! 운동할 때 땀으로 흠뻑 젖어야 '아, 오늘 제대로 운동했다!'며 만족하는 사람이 있다. 물론 열심히 움직일수록 땀이 난다는 건 당연한 이치다. 하지만 꼭 땀이 나야만 운동을 잘한 거라고 단정 지을 순 없다. 땀에는 체온을 조절하는 기능이 있는데 운동을 하면 체온이 올라가니 이를 정상범위로 낮추기 위해 땀이 난 것일 뿐이다. 또 과체중 혹은 비만인 사람은 정상체중인 사람보다 땀이 많이 난다. 두꺼운 지방층이 단열효과를 내기 때문에 더 덥고 땀도 많이 나는 것이다.

술이나 담배를 피는 사람도 그렇지 않은 사람에 비해 땀이 많이 난다. 술과 담배가 혈관을 확장시켜서 땀을 더 많이 나게 한다. 이처럼 여러 요인들에 의해 땀이 나는 정도가 달라질 수 있으니 이를 기준으로 운동을 열심히 했다 안했다를 판단할 순 없다.

운동 전과 운동 직후 몸무게를 비교하면서 '역시 땀을 많이 흘렸더니 몸무게가 줄었군!' 하며 만족하면 안 된다. 땀이 나서 체중이 줄어들었다면 이는 수분이 배출된 것이기 때문에 지방이 연소된 것인지 확인할 수 있는 기준이 될 순 없다. 오히려 체중이 늘까봐 운동 중에 물 마시는 것을 피하게 될 수 있어 수분 부족 현상을 일으키기 쉽다. 가능하면 운동하는 중간중간 물을 마셔서 땀으로 배출된 수분을 채워주길 바란다.

근육통은 대체 왜 생기나?

근섬유의 강화 및 비대가 일어나는 과정이다! 정말 오랜만에 근력운동을 했거나 평소보다 강도를 높여 운동한 날엔 어김없이 통증이 찾아온다. 이를 근육통, 정확하게는 '지연발생근육통(DOMS: Delayed-Onset Muscle Soreness)'이라고 한다. 근섬유의 미세한 손상이 누적되어 조직에 염증반응이 나타나고, 이를 회복시키는 과정에서 근섬유가 강화되고 커지며 발생하는 통증으로 운동 직후부터 약 48시간 동안 아프다. 가만히 있으면 괜찮다가 그 부위를 움직일 때마다 통증이 느껴진다. 이는 체력이 약해서 아픈 게 아니라 누구나 느끼는 통증일 뿐이다. 하루나 이틀 내로 통증이 사라지는데 그동안은 다른 부위의 운동을 하는 것이 좋다.

만약 가벼운 통증이 아니라 부어오른다거나 열이 나면서 5일 이상 통증이 지속된다면 이는 부상에 의한 근손상일 가능성이 높다. 무리하지 말고 충분한 휴식을 취하길 바란다. 혹시라도 운동을 열심히 했는데 근육통이 없다고 해서 100% 운동 효과가 없는 것은 아니니 안심하자.

⊘ Q7

무리한 운동은 노화를 재촉한다고?

급격한 다이어트나 오버 트레이닝은 노화의 지름길이다. 한 연예인이 무리한 다이어트와 운동으로 인해 갑자기 늙어버린 모습으로 나타난 적이 있다. 몸은 한층 젊어지고 멋있어졌지만 얼굴은 본래의 나이보다 훨씬 늙어 보인 탓에 주변 연예인들에게 놀림을 받았다.

그렇다. 극단적인 식단조절과 격렬한 운동은 노화를 촉진시킨다. 운동 강도가 극도로 높아지면 체내 활성산소가 증가하면서 산화작용에 가속도가 붙고 피부탄력을 지켜주는 콜라겐 등에 손상을 입힌다. 이로 인해 탄력이 떨어지고 주름이 생기면서 바람 빠진 풍선 같은 얼굴이 되는 것이다.

충분한 시간을 두고 다이어트와 운동을 병행하는 것이 먼저고, 항산화 작용을 돕는 비타민이나 건강식품을 섭취하기를 권한다. 중간중간 수분 섭취도 빼놓지 말고!

※ 내 경우엔 운동 전 산화작용 방지를 위해 무조건 비타민C(1000mg, 1알) 또는 코엔자임 큐텐을 섭취한다. 또 혈행개선이나 대사의 원활한 분비를 도와줄 아르기닌과 카르니틴도 함께 섭취하는 편이다.

남자와 여자의 복근 모양은 왜 다를까?

남자와 여자의 차이라기보다는 사람에 따라 다르다는 말이 더 정확하다. 사실 남녀의 근육 모양은 거의 동일하다. 그런데 복근의 모양을 이야기할 때 보통 남자는 왕(王)자 복근, 여자는 11자 복근이라고 말하곤 한다. 왜일까? 이건 근육 모양이 달라서라기보단 체지방 두께의 차이 때문이다.

복직근과 복사근은 별개의 근육인데, 이 둘 사이를 가르는 세로선의 경우 체지방만 빼면 다른 근육에 비해 쉽게 모습을 드러낸다. 이게 우리가 말하는 '11자 복근'이다. 그 다음 주자는 복직근의 중앙 세로선인 백선이다. 체지방 비율이 조금 더 낮아지면 백선까지 모습을 드러내 '川(내 천)'자 복근이 만들어지는 것이다. 여기까지는 그나마 쉬운 편에 속한다. 꾸준한 식이조절과 운동으로 체지방만 줄이면 가능하다. 문제는 가로선이다. 가로 방향의 힘줄이 드러나야 왕(王)자 복근이 완성되는데, 여성의 경우 남성보다 타고난 근육량이 적고, 피하지방이 두껍기 때문에 가로 힘줄을 드러내는 게 훨씬 어렵다. 그렇다고 불가능한 건 아니다. 상복부에 집중하여 근육을 디자인하게 되면 왕(王)자 복근을 만들 수 있다. 확인해보고 싶다면 일단 운동부터 시작해보는 게 어떨까?

✓ Q9

몸무게가 적게 나가는데 비만이라고?

몸무게만 보고 비만이다 아니다를 판단할 순 없다. 우선 각자에 맞는 적절한 몸무게가 있다는 걸 알아두자. 몸무게가 많이 나가도 비만이 아닐 수 있고, 적게 나가는데 비만인 경우도 있기 때문이다. 근육량에 따라 다르지만 보통 우리 몸에 체지방 비율이 남자는 20% 이상, 여자는 30% 이상은 돼야 비만의 범주에 속한다.

비만은 크게 2가지로 나눠지는데 지방이 피부 바로 아래 쌓여있는 '피하형 비만'과 내장 사이에 쌓여 있는 '내장형 비만'이다. 피하형 비만은 성인병에 직접적인 영향을 주지 않는다고 하지만 문제는 마른 비만이라고도 불리는 '내장형 비만'! 지방이 핏속으로 녹아들면서 혈중 지방산을 증가시키고 고혈압과 각종 성인병을 유발하기 때문이다. 병에 걸리기 딱 좋은 몸이라고 보면 된다. 그러니 당장 운동으로 체지방을 낮추고 건강한 몸을 만들어야 한다.

⊘ Q10

체지방을 빨리 태울 수 있는
방법이 있을까?

당연하지! 방법은 많은데 일단 대표적인 3가지만 공개하겠다.

첫 번째, 고강도에서 저강도 순으로 운동한다. 반대의 경우보다 연소되는 지방량이 23%나 많다. 몸 안에 에너지가 남아있을 때 고강도의 운동으로 에너지를 고갈시킨 뒤 낮은 강도의 운동을 진행해 체지방을 태우면 훨씬 빠르게 연소시킬 수 있다.

두 번째는 계속 걷는 것보다 뛰기를 병행하자. 인터벌 러닝이라고 하는데 뛰기와 걷기를 반복하는 유산소운동이다. 뛰다가 걷게 되면 우리 몸은 아직 뛰는 상태라고 착각해 더 많은 지방을 태워준다. 그냥 걷기만 한 사람보다 훨씬 더 많은 칼로리가 소모되고 움직이지 않는 시간에도 칼로리를 계속 소모한다.

마지막은 유산소운동보다 근력운동을 하라는 것이다. 당신에게 단 30분만 주어진다면 주저 말고 근력운동을 해야 한다. 근육량이 많을수록 칼로리 소모가 많이 된다. 게다가 그 근육을 사용하면 짧은 시간에 더 많은 지방이 활활 탄다. 볼륨감 있는 몸매를 만들고 싶다면 필수다.

✓ Q11

다이어트, 왜 자꾸 실패하나?

평소 습관부터 체크해보자! 다이어트를 마음먹을 때마다 급하게 굶진 않았나? 늘 든든하게 먹던 사람이 갑자기 종일 물만 마시거나 굶어버리면 당장은 살이 빠지긴 한다. 하지만 몸의 신진대사 능력이 저하돼 먹는 대로 살로 가는 '요요'를 겪게 된다. 불변의 진리다.

아침을 안 먹는 것도 실패의 원인이다. 아침을 굶으면 하루 종일 식욕을 느끼기 쉽다. 그러니 점심에 많이 먹게 되고, 간식도 찾게 되어 하루 총 칼로리가 늘어나버린다. 굶기보단 흰살생선, 고기, 계란 등의 단백질이나 섬유질이 풍부한 식단을 꼭 챙겨먹는 게 다이어트에 좋다.

'저지방' 식품만 골라 안심하고 많이 먹는 사람도 있다. 저지방이 저칼로리는 아니다. 저지방 빵이니까 안심하고 많이 먹으면 오히려 그냥 빵을 먹었을 때보다 칼로리 섭취량이 높을 수가 있다.

혹시 밥 대신 음료수로 배를 채우지 않았나? 음료수는 생각보다 칼로리가 높은데, 액체 상태로 섭취한 칼로리는 포만감을 채워주는 시간이 짧다. 금방 배고파지는 것이다. 체내 흡수도 빨라서 지방으로 전환되는 비율도 높다. 음료만 먹고 살 뺐다는 사람도 있는데, 자세히 보면 몸 라인은 날씬해졌겠지만 체내 성분을 분석해보면 근육보다는 탄력 없이 처지는 물살(지방살)일 가능성이 높다.

커피가 다이어트에 좋다고?

운동 전 커피 한잔은 GOOD! 아메리카노가 다이어트에 좋다는 얘기를 듣고 물 대신 커피를 즐겨 마신다는 다이어터가 많다. 사실일까? 커피에는 이뇨 작용을 돕는 카페인이 함유되어 있어 평소 물 대신 커피를 마시면 갈증이 더 느껴질 뿐 아니라 탈수현상까지 초래한다. 몸의 수분 부족 현상을 일으킨다는 얘기다. 그러나 운동 전 한 잔의 카페인은 몸의 대사작용을 활성화시켜 운동 내내 더 많은 칼로리를 소모할 수 있게 돕는다.

대신 운동할 때나 평상시에는 물을 자주자주 섭취해야 한다. 몸이 갈증을 느끼면 뇌로 신호를 보내는데 이때 식욕중추가 끼어들어 방해를 한다. 그래서 몸은 갈증이 아닌 배고픔으로 착각하고 먹을거리를 찾는다. 게다가 엎치고 덮쳐 고염분의 식사를 할 경우 삼투압 작용으로 인해 부종이 생기는데, 하루 약 2~3L의 생수가 이를 방지해준다. 물을 마시고 흡수 및 배출하는 과정에서 에너지가 사용되기 때문에 더 많은 칼로리를 태울 수 있다. 그러니 반드시 물을 자주 섭취해 식욕에 지배당하지 않아야 한다.

☑ Q13

생리기간을 활용하면 살이 빠진다던데?

'생리주기 다이어트'로 똑똑하게 다이어트하자! 한 달에 한 번, 여자들은 고통스러운 마법에 걸린다. 그러나 이 시기를 잘 활용하면 오히려 득이 된다는 사실! 바로 '생리주기 다이어트'다. 호르몬의 영향으로 신체적·정신적·정서적으로 불안정해지는데 이 호르몬(에스트로겐, 프로게스테론) 주기를 영리하게 활용하면 살이 빠진다. 크게 4가지 주기로 나눌 수 있다.

'생리가 끝난 일주일(7~14일)'은 다이어트의 황금기다. 신진대사의 속도가 높고 신체적·정신적으로 매우 활발한 상태라 운동하는 족족 살이 빠진다. 무조건 운동! 운동! 다음은 '배란기(15~21)'인데 황체 호르몬이 증가해 체온이 높아지고 에너지를 저장하려고 해 다이어트의 효과가 서서히 떨어지는 시기다. 신체적 컨디션은 크게 나쁜 수준이 아니니 운동과 다이어트 강도를 그대로 유지하는 것이 좋다.

그 다음은 '생리 전 일주일(22~28일)'이다. 대부분이 수분 축적에 의해 몸이 붓거나 신체적, 정신적으로 컨디션이 나빠진다. 개개인의 상태에 맞춰가며 운동량과 식사량을 조절할 필요가 있다.

마지막으로 '생리 중 일주일(1~6일)' 기간이다. 대사율이 뚝 떨어지고 기운이 저하된 것을 느끼는 사람이 많다. 무리하지 말고 적절한 휴식을 취하면서 운동 강도를 최하 수준으로 낮추는 것이 좋다.

⊘ Q14

운동할 때 호흡이 중요할까?

호흡을 잘해야 다치지 않고 건강하게 운동할 수 있다. 중량을 들고 힘을 줄 때 즉, 근육을 수축시킬 때 우리 몸은 많은 혈류를 필요로 한다. 그리고 이때 혈압이 높아지기 때문에 숨을 내뱉어 반드시 혈압을 조절해줘야 한다. 만약 반대로 수축 시 숨을 들이마시고 이완 시 내뱉는다면 파워 출력이나 근육의 펌핑 강도가 현저히 떨어지게 된다.

특히 수축 시 호흡을 일시적으로 중단한 채로 운동을 1~2회 반복하는 습관을 가진 사람은 주의해야 한다. 이를 '발살바 호흡(Valsalva Maneuver)'이라고 부른다. 이렇게 힘을 쓰는 도중 호흡을 멈춰버리면 흉강(흉곽의 내강 즉, 갈비뼈 내부의 공간) 내부의 압력이 증가해 심장으로의 정맥 흐름을 방해하게 된다. 흉강의 압력이 심장으로 되돌아가는 정맥의 압력보다 높아져 정맥을 누르게 되는 것이다. 그러면 심장에서 방출되는 혈액의 양이 감소해 두뇌로 공급되는 혈액의 양이 현저히 줄고, 현기증이 나거나 의식을 잃을 수도 있다. 특히 고혈압이 있는 사람은 웨이트 트레이닝 중 '발살바 호흡'을 피해야 한다. 반면 저혈압의 경우에는 이 발살바 호흡 트레이닝이 도움이 되기도 한다.

✓ Q15

담이 걸리는 이유가 뭘까?

안 쓰던 근육을 갑작스럽게 사용해서 경련이 일어나는 것이다. 어떤 동작을 할 때 갑자기 움직일 수 없을 만큼 심한 통증이 오는 경우가 있다. 이때 우리는 보통 '담 걸렸다'고 한다. 담이란 쉽게 말해 근경련의 일종이다.

운동할 때 걸리는 담은 오래 굳어온 자세로 인해 근육이 과도하게 타이트해졌을 때 일어난다. 즉, 평소에 사용하지 않던 근육이 특정한 동작을 취하는 순간 일어나는데, 예를 들어 충분한 준비운동 없이 갑자기 동작을 취하거나 무거운 물건을 드는 등 근육을 준비 없이 사용할 때 많이 일어난다. 이는 우리 근육이 가동범위를 넘어서서 일어날 수 있는 관절부상을 보호하기 위해 근육 내 고유 수용기(골지건, 근방추)가 일종의 반사적 수축을 했다고 보면 된다. 내 몸이 다치지 않게 나서서 보호하려는 작용이며, 이를 위해 수축을 지속시켜야 한다고 인지하는 것이다. 정상으로 되돌리려면 근이완 찜질 및 PNF(고유수용성 신경체계) 스트레칭 등을 해주는 게 좋다.

그 전에 담이 걸리면 생활이 불편해지니 평소 한 자세로 있지 말고 수시로 굳어진 내 몸의 잘못된 자세들을 풀어주는 전신 스트레칭을 해주면 더 좋다. 운동 전에도, 운동 후에도 꼭 스트레칭, 잊지 말고 실시하자!

✓ Q16

운동 후에 소변이 콜라색이라고?

당장 병원으로 달려갈 것! 운동도 과하면 독이 된다. 최근 크로스핏이나 스피닝 등 강도 높은 익스트림 스포츠가 인기를 끌고 있다. 건강을 위한 적당한 운동은 득이 되나 오버는 금물이다. 그간 운동 후 오는 통증을 근육통 정도로 가볍게 넘어갔었겠지만 그렇지 않은 경우도 있기 때문이다. '횡문근융해증'이라고 들어 봤는가? 근육이 녹아내리는 질환으로 운동 좀 한다는 주변 사람 10명에 1~2명은 꼭 생긴다는 증상이다. 운동을 안 하던 사람이 갑자기 과도하게, 골격근에 고강도로 반복적이고 빠른 자극이 되는 운동을 장시간 할 때 발생하며, 녹아내린 근육 속 물질(마이오글로빈, 칼슘, 칼륨 등)이 혈액으로 스며들어 장기를 망가뜨린다. 특히 마이오글로빈이 콩팥으로 들어가 축적되면 요소나 요산을 걸러내지 못하게 되어 급성신부전증 등을 일으킨다.

자각 증상은 이러하다. 생활이 불가능할 정도로 심각한 근육통이 동반되면서 근육의 떨림, 경련, 구토, 어지러움증이 생기고, 특정 부위가 비정상적으로 붓거나 소변 색깔이 콜라처럼 진한 적색을 띤다면 바로 횡문근융해증을 의심해봐야 한다. 이런 증세가 발생한 뒤 찜질 혹은 목욕을 하게 되면 염증수치가 높아져 악화될 수 있으니 방치하지 말고 바로 병원으로 가 치료를 받아야 한다.

⊘ Q17

운동만 하면 식욕이 폭발한다니까요?

더 열심히 운동하면 식욕이 생기지 않는다! 주변에 운동을 전혀 하지 않는 지인이 있다. 그가 얘기하길 오랜만에 운동을 시작했는데 식욕이 돌아 오히려 살이 쪘다는 것이다. 공감하는 분들도 있을 거라 생각된다. 이와 같은 경험을 한 사람들의 패턴을 보면 주 1~2회 가볍게 운동하고 크게 만족해버린다.

간헐적인 운동은 체중 감량에 도움 되지도 않고 '오늘 운동했으니까 맛있는 거 먹어야지!' 하는 자기 위안감만 준다. 체중 감량 효과를 보려면 적어도 주 3회는 정기적으로 운동하고, 식단도 관리해야 한다. 운동 강도도 중요하다. 고강도 운동은 식욕중추를 억제해 식욕을 감퇴시킨다. 즉, 고강도의 유산소운동을 한 뒤 무산소운동을 해주면 장시간 혈중 젖산의 농도가 높게 유지되면서 식욕이 억제된다는 말이다. 반면 가벼운 운동을 하면 간에 저장된 글리코겐과 혈당이 운동에 의해 감소되기 때문에 식욕을 오히려 촉진시킨다. 결과적으로는 고강도 운동을 적어도 주 3회 장기적으로 해주면 운동에 의한 식욕 증가를 걱정할 필요가 없다.

✓ Q18

운동할 때 왜 다들
닭가슴살을 먹는 걸까?

포만감을 주고 질 좋은 단백질의 함량이 높으며 저칼로리라서 다이어트 식단으로 좋다.
운동하는 사람치고 닭가슴살 한 번도 안 먹어본 이는 거의 없다. 다이어트 식단으로도 빼놓지 않고 등장한다. 혹자는 닭가슴살을 먹으면 살이 빠지고 몸매 관리에 제격이라고도 하지만 이건 오해다. 닭가슴살은 그냥 저렴하고 좋은 단백질 식품 중 하나일 뿐이다.

섭취한 단백질이 몸속에서 이용되는 효율을 수치화한 것을 '단백질 생물가(Biological value)'라 하는데, 이 수치는 높을수록 좋다. 계란이 100, 닭고기와 소고기가 79, 돼지고기는 75 정도 된다. 계란의 생물가가 가장 높지만 단백질 함량이 12%뿐이고, 육류에는 20%나 들어있다. 그중 닭가슴살은 소고기나 돼지고기와 생물가가 비슷해도 지방이 적어 부피에 비해 칼로리가 낮다. 다이어트에 적격인 것이다. 그렇다고 많이 먹으면 안 된다. 성별, 체중, 운동량에 따라 달라지는데, 보통 근력운동과 유산소운동을 겸하는 여성의 경우 3~5끼 식단에 적어도 80~100g 정도의 닭가슴살을 먹어줘야 한다. 운동은 안 하고 식단만 조절하는 여성이라면 아침, 저녁으로 100g씩 먹으면 적당하다.

식단 틀을 아예 바꾸기보다는 평소 식습관을 기본으로 조금씩 변화를 주면서 운동량으로 에너지를 소모하는 게 좋다. 평소 탄수화물, 지방 섭취량이 많았다면 이를 양질의 탄수화물과 채소, 지방기가 적은 단백질 식품(흰살생선, 붉은 고기, 닭 안심, 계란 등)으로 대체하는 거다. 단, 당연히 근력운동을 병행해야 몸의 변화가 빨라진다.

⊘ Q19

매운 걸 먹으면 살이 빠진다던데?

적당한 양을 섭취하는 건 도움이 되긴 하는데, 입맛을 돌게 해 과식을 하게 될 가능성이 높아진다. 매운 음식이 지방을 연소시킨다는 건 어느 정도 맞다. 매운 음식에 들어있는 캡사이신이 몸의 교감신경을 활성화해 신진대사를 활발하게 하고, 발열효과를 일으켜 에너지 대사를 증폭시키며 지방 분해를 촉진해 체지방을 분해해주기 때문이다. 문제는 체지방 분해 효과보다도 매운맛이 식욕을 과하게 자극한다는 것이다. 매운맛 때문에 다른 음식을 더 많이 먹게 돼 과도한 열량을 섭취하게 된다. 여기까지는 평상시 이야기다.

운동할 때의 캡사이신은 지방산의 산화보다는 탄수화물을 더 많이 산화시킨다. 캡사이신 섭취 후 운동을 하면 호흡 교환율이 증가하는데, 이는 지방에 비해 탄수화물의 연소 비율이 상대적으로 증가했음을 의미한다. 즉, 매운맛이 운동에 도움이 된다는 거다. 소량의 매운 음식(빨간 양념이 아닌, 청양고추 같은)의 경우에만 해당된다. 과도하게 섭취하게 되면 위를 자극해 위장질환으로 이어질 수 있으니 주의하자.

다이어트 식단을 짤 때
꼭 피해야 할 음식이 있을까?

단 거, 흰 거(밥·빵·면 같은 탄수화물)만 피해도 절반은 성공이다. 설탕과 같은 정제당을 섭취하면 혈당이 빠르게 상승한다. 보통 혈당이 쌓이면 인슐린이 분비되는데 인슐린은 혈당을 내리는 역할을 한다. 문제는 혈당을 내림과 동시에 쌓여있는 당분을 체지방으로 바꿔버려 몸 구석구석에 살이 붙게 만든다는 것이다. 밥·빵·면과 같은 탄수화물도 피해야 한다. 이를 원료로 만든 과자, 빵, 쿠키, 탄산음료, 주스 등은 절대 금물! 이런 정제된 탄수화물은 흡수도 빨라서 혈당을 높이고 허기가 빨리 찾아오게 한다.

대신 몸에 이로운 탄수화물도 있다. 감자, 고구마, 옥수수, 채소, 현미, 각종 콩류가 여기에 해당된다. 이런 녹말과 섬유질로 이뤄진 복합 탄수화물 식품은 혈당을 서서히 높여주고 서서히 내려줘 쉽게 허기지게 만들지 않는다. 그러나 좋다고 해서 많이 먹으면 살이 찔 수밖에 없다. 적당히 양을 조절하고 운동을 병행해 건강하게 다이어트하길 바란다.

⊘ Q21

최고의 성형은 다이어트다?

무조건 OK! 살이 빠지면 얼굴 라인이 드러난다. 숨어있던 코도 드러나고, 눈두덩이 살도 빠져서 눈이 커지고, 이중턱이 사라져 작은 얼굴이 된다. 그리고 운동과 더불어 몇 가지 습관을 피하면 더 빠르게 예뻐질 수 있다.

첫째, 턱 괴기! 평소 턱을 자주 괴거나 얼굴에 일정한 힘을 지속적으로 가하는 습관이 있다면 당장 고쳐야 한다. 이런 습관으로 인해 턱이 돌출되거나 턱 관절에 통증이 생겨 씹는 기능에도 영향을 받을 수 있기 때문이다.

둘째, 딱딱한 음식 즐겨먹기! 딱딱하거나 질긴 음식을 자주 먹으면 턱 근육이 점점 발달돼 얼굴형이 변형된다. 갸름한 얼굴형을 원한다면 오징어나 껌 같은 질긴 음식은 피하자.

셋째, 엎드려 자기! 수면의 질을 낮출 뿐 아니라 눈가와 입가의 주름을 만드는, 노안으로 가는 대표적인 지름길이다. 가급적 정면을 보고 누워 자는 습관을 가져야 한다.

넷째, 맵고 짠 음식 먹기! 맵고 짠 음식을 자주 먹으면 붓기가 지속되고 노폐물이 배출되지 않아 결국 얼굴 라인에 독소가 쌓이게 된다.

다섯째, 표정 없이 멍하게 있기! 멍하게 있으면 얼굴 근육을 사용하지 않아 피부가 늘어지고 노화가 생각보다 빨리 진행된다. 얼굴 윤곽을 살리고 싶다면 얼굴 근육 운동과 스트레칭을 수시로 하는 것이 좋다.

여섯째, 입으로만 숨쉬기(구강 호흡)! 입을 벌리고 숨을 쉬거나 잠을 자면 얼굴이 변형될 수 있다. 구강 호흡을 하면 코 모양이 좁아질 수 있고 얼굴이 길어지며 입안이 건조해져 입 냄새가 쉽게 생긴다.

다이어트 정체기는
어떻게 극복할까?

근력운동으로 근력을 보강하고 건강한 라이프스타일을 습관화하면 된다. 다이어트 정체기는 거의 모든 사람들에게 찾아온다. 시기는 사람마다 다른데 어떤 다이어트를 하느냐에 따라 2~3주 만에 나타나기도 하고, 3개월 혹은 6개월이 지난 무렵에 나타나기도 한다.

다이어트 초기에는 탄수화물의 저장 형태인 글리코겐의 저장량이 감소하면서 수분이 줄고 체중이 감소되는데 점차 그 효과가 미미해지면서 이 속도가 느려진다. 그리고 섭취 열량을 줄이면 기초대사량도 함께 줄어든다. 우리 몸은 원래 지니고 있는 체중이나 체지방량을 기억하려는 항상성이 있어 체중이 감소하면 이를 다시 되돌리려 소비하는 에너지(기초대사량)를 줄이려고 한다. 또 몸속 지방이 있던 자리에 수분이 채워지면서 체중 감소 효과가 줄어든다. 좋은 현상임에도 당장 체중이 줄어들지 않으니 정체기가 왔다며 초조해하는 것이다. 이때는 열량은 유지하면서 근육량을 늘리고 탄수화물보다 단백질과 채소를 많이 먹어야 한다. 가장 중요한 건 운동에 변화를 주는 것이다. 근력운동으로 근육을 강화시켜야 한다. 근육이 늘면 대사량도 올라간다. 대사량이 높아지면 잠만 자도 체중이 줄고, 고열량의 음식을 섭취해도 살이 찌지 않는 몸이 된다.

수분 섭취도 중요하다. 몸에 물이 부족하면 부족한 수분을 음식에 포함된 수분으로 보충하려고 식욕을 자극한다. 체내 수분은 세포의 신진대사에도 중요한 역할을 하므로 물을 자주 마시는 습관은 다이어트 정체기를 벗어나는 데 매우 효과적이다.

건강한 식단을 지키며 운동도 꾸준히 하는데 정체기가 나타났다면 전혀 낙담할 필요가 없다. 다이어트는 짧은 시간에 극한으로 해내는 것이 아니라 라이프스타일을 더 건강하게 바꾼다고 생각하며 지속해야 한다. 수십 년간의 식습관과 라이프스타일을 불과 몇 달 만에 바꾼다는 건 너무 이기적인 욕심 아닐까? 1~2년도 빠르다. 조급하게 생각하지 말고 식이조절과 운동을 꾸준히 병행하면 다이어트 정체기는 얼마든지 극복할 수 있다.

[하서빈 식단표]

다음은 내가 운동과 다이어트로 한창 몸 만들기에 열중할 때 지키는 식단이다.
다이어트 식단 구성 시 도움이 되길 바라며 일부 공개한다.

시간	식단
기상 직후	물 500ml(공복 유산소운동 시 1L)
아침 식사	① 현미밥 1공기(약 100g), 닭가슴살 100g, 무지방 드레싱과 샐러드(or 하인즈케첩과 익힌 채소, 김치 약간), 사과 1/2개(배고프면 1개) ② 사과 1/2개, 우유 1컵, 통밀 식빵 2조각, 하인즈케첩과 스크램블 에그(달걀 1개) ③ 사과 1/2개, 바나나 2개, 우유 1컵, 삶은 계란 4개, 견과류 1줌(10~15알) ※ ①, ②, ③ 중 택 1
기상 직후	물 500ml
점심 식사	① 일반식(현미밥 1공기 or 흰 쌀밥 2/3공기), 나물 반찬, 생선구이, 김치(약간), 국(건더기 or 안 먹어도 됨) ② 닭가슴살 100g, 무지방 드레싱과 샐러드 or 삶은 양배추쌈, 고구마 1개 ③ 흰살생선, 고구마 or 단호박 100g, 데친 채소 200g, 케첩 or 핫소스 약간 ※ ①, ②, ③ 중 택 1(아침에 ①번 식단을 했다면 점심에 ①번 식단은 자제할 것)
식간	방울토마토(무제한), 견과류 10알(or 저지방 요거트), 종합 비타민 ※ 오전에 견과류 섭취 시 제한
저녁 식사	닭가슴살 100g, 바나나 1개(또는 고구마 1개), 무지방 드레싱과 샐러드(or 익힌 채소와 케첩이나 핫소스 약간)
운동 직후	프로틴 쉐이크 1스쿱, 삶은 계란 4개(허기질 때만 섭취, 볶거나 계란찜도 가능)

※ 셀프 주의사항

① 당이 들어간 탄산음료나 과일주스는 NO!

② 저지방 요거트(정말 간절할 때만), 탄산수, 아메리카노(무설탕), 제로 콜라는 가끔 OK!

③ 운동 중엔 물은 무제한으로 마실 것! 세트 후 휴식시간에는 물 1~2모금 정도만 섭취하고, 유산소운동할 때는 수시로 마시기!

④ 저녁 식사는 취침 3시간 전에 마치기!(허기지면 익힌 채소 + 계란 스크램블)

⑤ 하루 6~7시간은 잘 것!

⑥ 닭가슴살 대체 식품(단백질 식품) : 소고기, 오리고기, 두부, 달걀, 오징어, 생선, 회, 닭 안심살….

⑦ 일반식 할 때 흰 쌀밥은 1/3 정도 덜어놓기, 나물 반찬 위주로 먹고 국물은 무조건 피할 것(건더기 약간은 OK!)

⑧ 아침 식사는 기상 후 1시간 이내에 먹기!

⑨ 탄수화물 대체 식품 : 현미밥, 통밀빵, 오트밀(귀리), 감자, 단호박, 고구마, 바나나….

⑩ 운동 전 : 아르기닌 1알, 카르니틴 1알, 간 보호제 1알, 비타민 C 1알, 코엔자임 큐텐 1알
운동 후 : BCAA(근손실 방지 보충제)

다이어트 해야지 마음먹고 헬스장에 가면 가장 먼저 인바디 측정을 한다. 여기서 나온 수치를 보고

트레이너와 상담을 하는데, 그때마다 빠지지 않고 듣는 말 중에 하나가 바로 "체지방을 감소시키고

근육량을 늘리셔야 합니다"일 것이다. 근력운동이 필요하다는 소리다. 근력운동으로 근육량을 늘리

면 기초대사량이 높아져 살이 잘 안 찌는 체질이 되고, 그냥 마른 몸보다 탄력적이며, 관절의 유연성

이 높아져 뼈 나이가 젊어진다. 자세도 좋아져 그냥 서있기만 해도 몸매가 예뻐지고 자신감 있어 보

인다. 안 좋은 이유가 하나도 없다. 요요 없이 다이어트에 성공하려면, 아니 살을 빼는 것을 넘어 건

강과 늙지 않는 멋진 몸을 갖고 싶다면 지금 당장 근력운동부터 시작해보자!

Check 1 **모든 동작은 세트 당 20~30회, 총 5세트를 목표로 한다.**

Check 2 **모든 동작의 호흡은 코로 마시고, 입으로 뱉는다.**

PART

2

기초 근력
기르기

홈 트레이닝 편

니 푸시업

✓ 운동 부위 **가슴(부유방), 팔뚝, 코어**

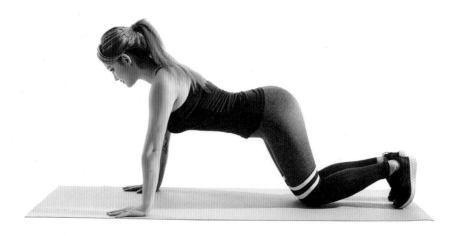

1 무릎을 바닥에 대고 엎드린 뒤 양손은 어깨너비의 두 배로 벌리고 발끝을 세운다. 가슴을 팽창시킨 뒤 동작 내내 유지한다.

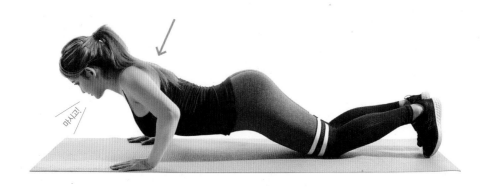

마시고.

2 팔꿈치를 구부릴 때 팔과 겨드랑이 사이가 45도 이상 벌어지지 않도록 주의하며 상체를 천천히 내린다.

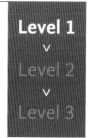
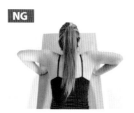

NG

팔꿈치가 바깥쪽으로 벌어지면
안 된다!

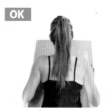

OK

팔꿈치 방향이 옆구리를 향하게
한다!

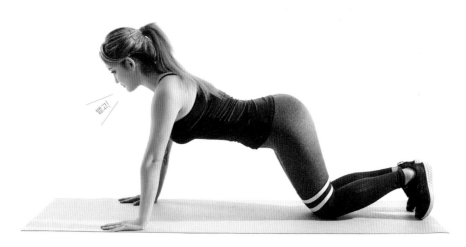

뺄기!

3 가슴에 힘을 주고 강하게 모아주는 느낌으로 팔꿈치를
펴 상체를 들어 올린다. 2~3번 동작을 반복한다.

벤치 푸시업

✓ 운동 부위 **가슴(부유방), 팔뚝, 코어**

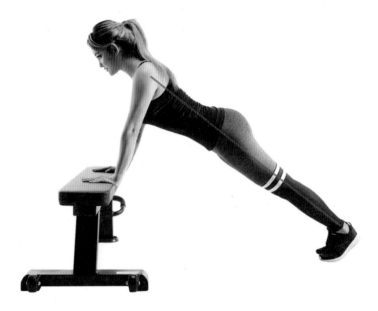

1 벤치에 양손을 어깨너비로 벌려 대고 양발은 모아 뒤로 쭉 뻗어 엎드린다. 가슴을 팽창시킨 뒤 동작 내내 유지한다.

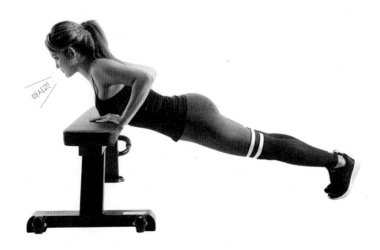

마시고!

2 팔꿈치를 구부릴 때 팔과 겨드랑이 사이가 45도 이상 벌어지지 않도록 주의하며 상체를 천천히 내린다.

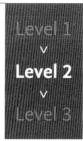
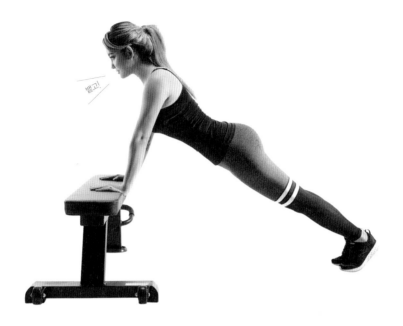

뱉고

3 가슴에 힘을 주고 강하게 모아주는 느낌으로 팔꿈치를
펴 상체를 들어 올린다. 2~3번 동작을 반복한다.

TIP!
해당 동작이 어려우면 무릎을 꿇고 해도 좋다. 아래 동작으로 팔의 근력을 기른 뒤 다시 도전해보자!

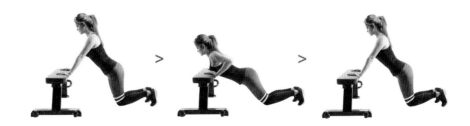

코브라 푸시업

✓ 운동 부위 **가슴(부유방), 팔뚝, 코어**

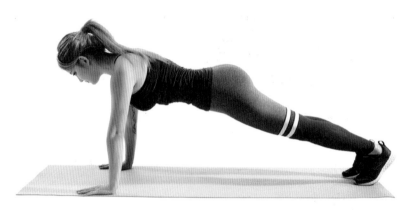

1 양손을 어깨너비보다 넓게 벌려 바닥에 대고 양발은
모아 뒤로 쭉 뻗어 엎드린다.

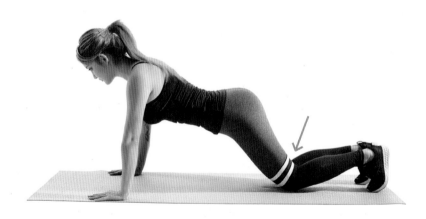

2 무릎을 구부려 바닥에 댄다.

56

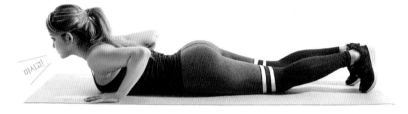

3 팔꿈치를 구부릴 때 팔과 겨드랑이 사이가 벌어지지
않도록 주의하면서 배와 가슴 순으로 바닥에 댄다.

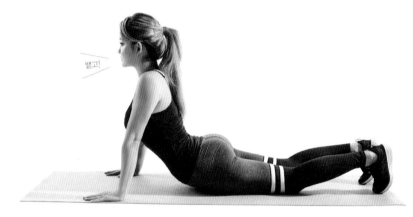

4 양 손바닥 전체로 바닥을 누르며 상체를 들어 올린다.
이때 어깨에 몸을 기대지 않도록 주의한다.

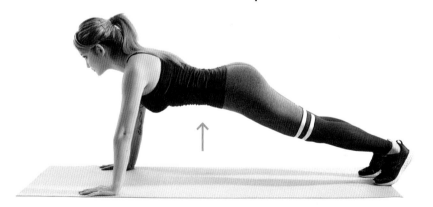

5 엉덩이를 들어 처음 자세로 돌아온다. 2~5번 동작을
부드럽게 이어서 반복한다.

덤벨 힙 데드리프트

✓ 운동 부위 **엉덩이, 기립근**

TIP!
덤벨이 없다면 2L 물병으로 대체한
다. 혹은 덤벨을 들지 않아도 된다.
하지만 중량을 드는 것과 안 드는
것은 분명 차이가 있다.

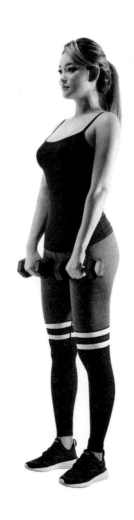

1 다리를 골반너비로 벌리고 서서 양손에는 덤벨을 들고
손등이 앞으로 보이게끔 허벅지 앞에 놓는다.

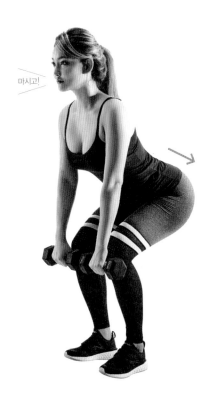

마시고!

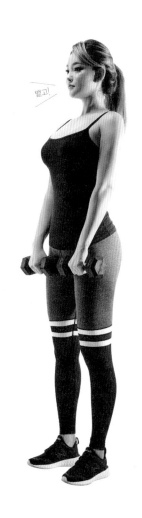

뱉고!

2 허리를 편 상태로 엉덩이를 뒤로 최대한 빼면서 덤벨이 무릎에 닿을 때까지 천천히 앉는다. 상체는 약 45도로 숙이고, 고개를 들어 정면을 본다.

3 발뒤꿈치로 바닥을 누르며 빠르게 일어선다. 2~3번 동작을 반복한다.

루마니안 데드리프트

✓ 운동 부위 **허벅지 뒤쪽, 기립근**

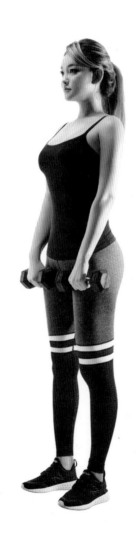

1 다리를 골반너비로 벌리고 서서 양손에는 덤벨을 들고
손등이 앞으로 보이게끔 허벅지 앞에 놓는다.

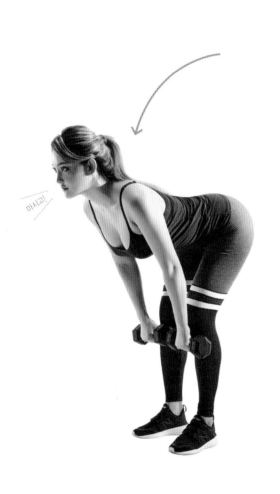

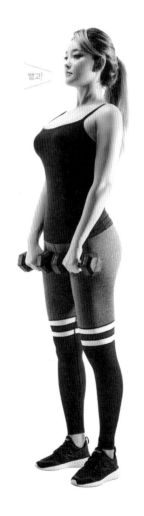

마시고!

뱉고!

2 허리를 편 상태로 덤벨이 무릎에 닿을 때까지 상체를 숙인다. 고개를 들어 정면을 보고 무릎은 살짝만 구부린다. 이때 무게 중심을 발가락에 실어 몸이 앞으로 쏠리는 느낌이 들어야 한다.

3 허리 힘으로 천천히 일어선다. 2~3번 동작을 반복한다.

스티프 데드리프트

✓ 운동 부위 **허벅지 뒤쪽**

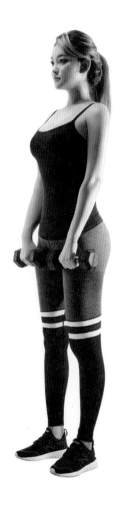
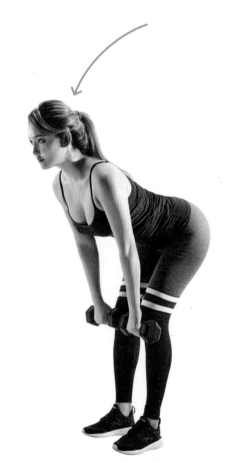

1 다리를 골반너비로 벌리고 서서 양손에는 덤벨을 들고 손등이 앞으로 보이게끔 허벅지 앞에 놓는다.

2 허리를 펴고 고개는 들어 정면을 본 상태로 상체를 45도 정도 숙인다. 덤벨을 든 손은 허벅지를 지나 무릎 선에 놓고 무릎은 살짝 구부린다.

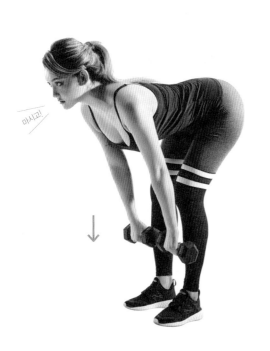

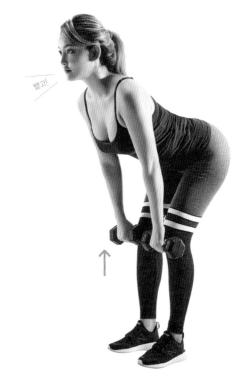

3 그 상태로 상체를 더 숙여 덤벨을 정강이까지 내려준다. 이때 무게 중심을 발뒤꿈치에 실어 허벅지 뒤가 늘어나는 걸 느껴보자. 몸이 앞으로 쏠리는 느낌이 들어야 한다.

4 다시 덤벨을 무릎까지 들어 올린다. 3~4번 동작을 반복한다.

타월 크런치

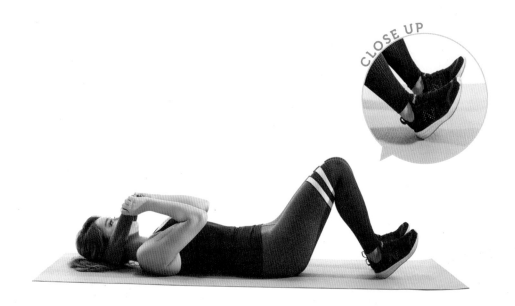

CLOSE UP

1 바닥에 누워 무릎을 세우고 양발을 골반너비로 벌린다. 무게 중심이 복부에 실리도록 발끝을 든 뒤 타월 양끝을 잡아 뒤통수를 받친다.

TIP!

상체를 무리하게 들어 올리려고 목에 힘을 주는 경우가 많은데 이러면 목 근육이 더 상한다. 또 평소 잘못된 자세 때문에 목이 경직되었거나 거북목 증상으로 늘 목에 많은 힘을 주고 있는 사람일수록 복부에 힘이 길러질 때까지는 타월로 목을 받쳐주는 것이 안전하다.

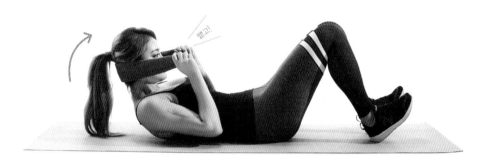

2 복부에 힘을 준 상태로 상체를 빠르게 한 번에 들어 올린다. 타월을 세게 당겨서 목만 들어 올리거나 허리까지 들면 안 된다.

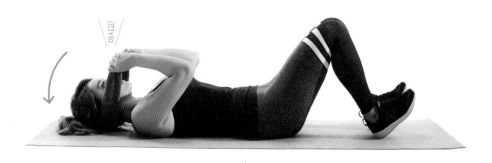

3 복부의 힘을 유지하면서 상체를 천천히 바닥에 내려놓는다. 2~3번 동작을 반복한다.

타월 사이드 크런치

✓ 운동 부위 **상복부, 옆구리**

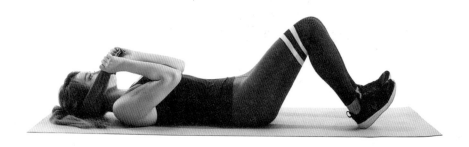

1 바닥에 누워 무릎을 세우고 양발을 골반너비로 벌린
뒤 발끝을 든다. 타월 양끝을 잡고 뒤통수를 받친다.

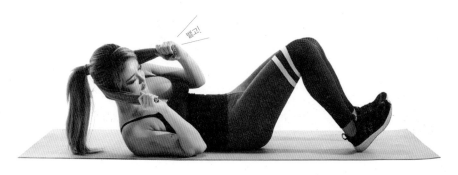

2 복부에 힘을 준 상태로 상체를 대각선으로 들어 올린다.
왼쪽 팔꿈치가 오른쪽 무릎을 향하게끔 당기면 된다.

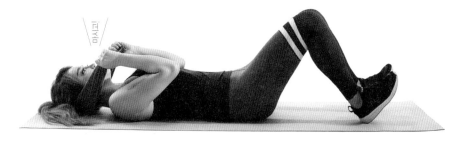

3 복부의 힘을 유지하면서 상체를 바닥에 내려놓는다.

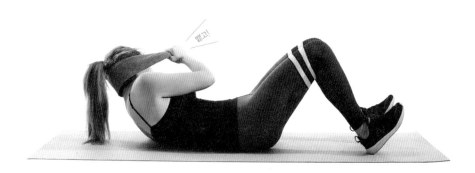

4 복부에 힘을 준 상태로 상체를 대각선으로 들어 올린다.
이번에는 오른쪽 팔꿈치가 왼쪽 무릎을 향하면 된다.

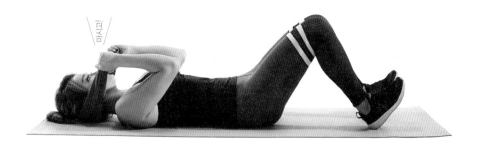

5 복부의 힘을 유지하면서 상체를 바닥에 내려놓는다.
2~5번 동작을 반복한다.

런지

✓ 운동 부위 **허벅지 앞쪽**

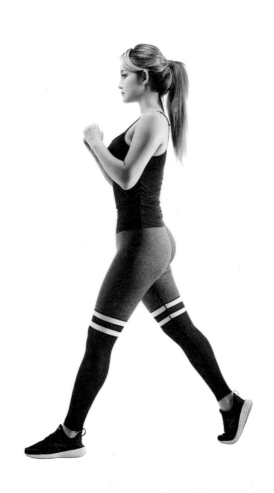

1 바로 서서 한 발을 뒤로 멀리 보낸다. 이때 뒤로 뻗은 다리는 발뒤꿈치를 들고 무게 중심을 앞발로 보낸 뒤 몸이 흔들리지 않도록 중심을 잡는다. 초보자는 양발을 11자로, 중급자는 일렬로 둔다.

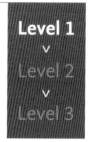

Level 1
∨
Level 2
∨
Level 3

TIP!

'런지'가 익숙해졌다면 한 단계 업그레이드 된 버전에 도전
해보자. 런지 자세에서 앉은 뒤 완전히 일어서는 것이 아니
라 반만 일어서는 동작을 3번 추가한다. 앉았다 절반만 일어
서는 동작을 3번 반복한 뒤 완전히 일어서는 '트리플 런지'
동작이다.

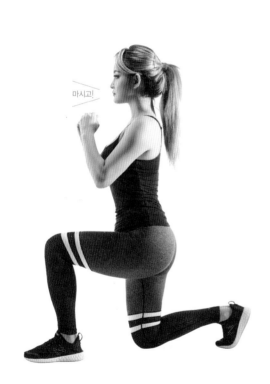

마시고!

2 허리를 곧게 편 상태로 앉는다. 앞쪽 다리의
무릎이 발끝을 넘지 않도록 주의한다.

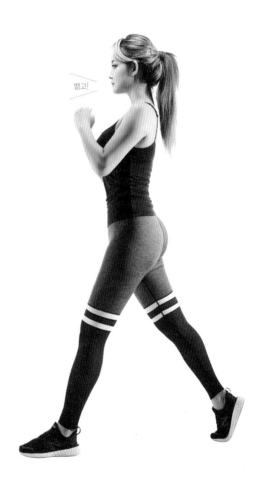

뱉고!

3 앞쪽 다리의 발바닥으로 바닥을 꾹 누르며
일어선다. 2~3번 동작을 반복한 뒤 반대쪽
도 같은 방법으로 진행한다.

힙 런지

✓ 운동 부위 **엉덩이**

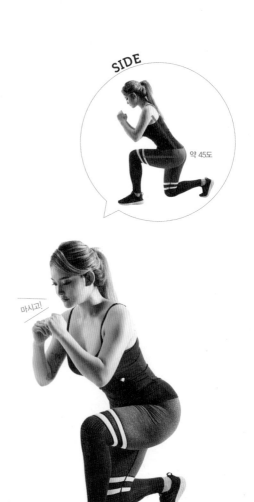

SIDE

약 45도

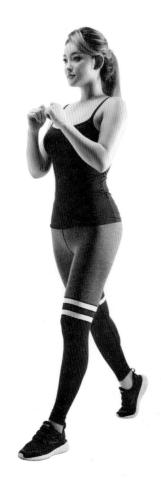

마시고!

1   바로 서서 한 발을 뒤로 멀리 보낸다. 뒤로 뻗은 다리는 발뒤꿈치를 들고 몸이 흔들리지 않도록 중심을 잡는다. 중급자는 양발을 일렬로 놓아 밸런스 트레이닝까지 겸한다.

2   허리를 곧게 편 상태로 앞으로 45도 숙이고 엉덩이를 뒤로 밀면서 앉는다. 앞쪽 다리의 무릎이 발끝을 넘지 않도록 몸의 중심을 엉덩이 쪽에 둔다.

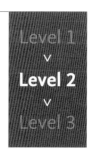

Level 1
∨
Level 2
∨
Level 3

뱉고!

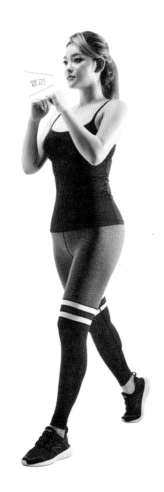

TIP!
'힙 런지'가 익숙해졌다면, 양손에
덤벨을 든 상태로 '힙 런지'를 진
행하자. 덤벨의 중량은 점차적으
로 추가해보도록 하자.

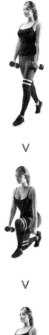

3 엉덩이의 힘으로 일어선다. 2~3번 동작을 반복한 뒤
반대쪽도 같은 방법으로 진행한다.

백 사이드 런지

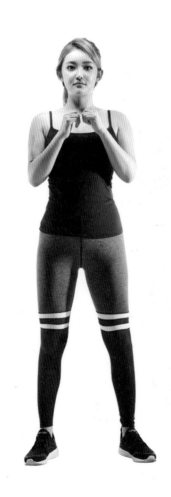

1 다리를 어깨너비로 벌리고 선다.

72

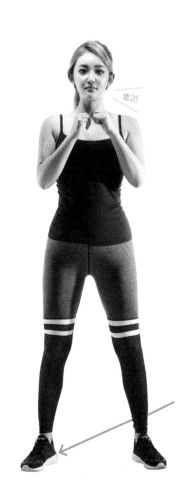

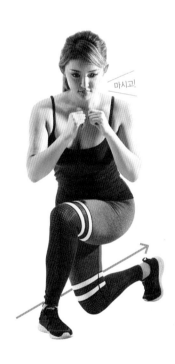

2 한 발을 대각선 뒤로 멀리 딛으며 앉는다. 뒤쪽 다리의 무릎이 몸쪽으로 밀리지 않게 주의한다.

3 일어서며 뒤로 보냈던 발을 제자리로 가져온다. 2~3번 동작을 반복한 뒤 반대쪽도 같은 방법으로 진행한다.

힙 익스텐션

✓ 운동 부위 **엉덩이, 허벅지 뒤쪽**

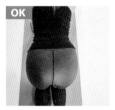

1

골반이 한쪽으로 치우치면 안 된다!

골반을 중앙에 둔다!

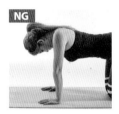
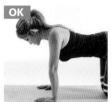

2

고개를 숙이면 안 된다!

양손 사이 앞쪽 바닥을 바라본다!

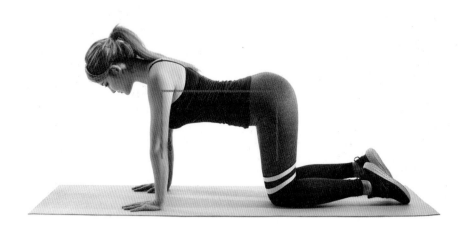

1 무릎을 바닥에 대고 엎드린 뒤 양손은 어깨너비, 양 무릎은 골반너비로 벌리고 고개를 살짝 들어 앞쪽 바닥을 본다. 이때 손목은 어깨 아래, 무릎은 골반 아래에 둔다.

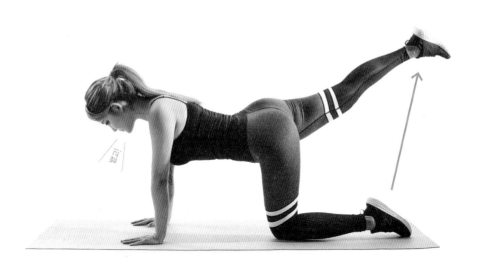

2   한 발을 뒤로 쭉 뻗어 올린다. 이때 다리는 엉덩이 아래
쪽 근육에 자극이 오는 지점까지 들면 된다.

TIP!
'힙 익스텐션'이 익숙해졌다
면 벤치 위에서 해보자. 좁
은 벤치에서 동작하면 몸통
에 힘이 들어가 코어를 강화
시킬 수 있다.

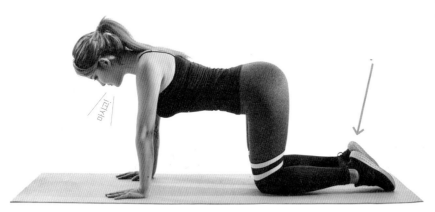

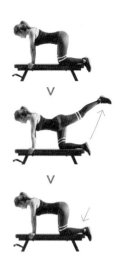

3   천천히 제자리로 돌아온다. 2~3번 동작을 반복한 뒤
반대쪽도 같은 방법으로 진행한다.

덩키 킥

✓ 운동 부위 **엉덩이 위쪽**

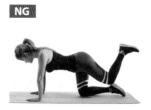

무릎을 너무 낮게 들어 올리면 엉덩이에 자극이 안 온다!

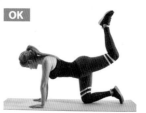

엉덩이 근육에 자극이 느껴지는 지점까지 무릎을 들어 올린다!

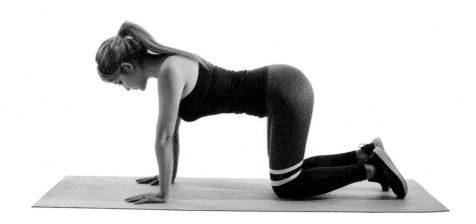

1 무릎을 바닥에 대고 엎드린 뒤 양손은 어깨너비, 양 무릎은 골반너비로 벌리고 고개를 살짝 들어 앞쪽 바닥을 본다. 이때 손목은 어깨 아래, 무릎은 골반 아래에 둔다.

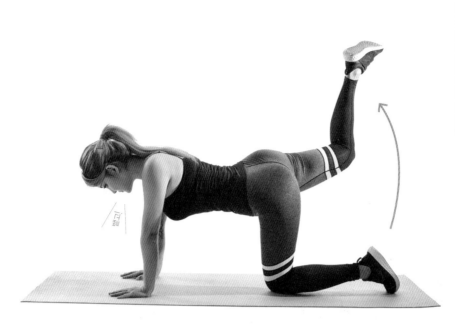

엉덩이

2 한 발을 뒤로 들어 올리는데 이때 무릎을 구부린 상태 그대로 높이 든다. 무릎을 들어 올린다는 느낌으로 동작한다.

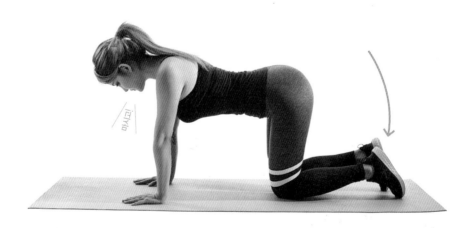

마시며

3 천천히 제자리로 돌아온다. 2~3번 동작을 반복한 뒤 반대쪽도 같은 방법으로 진행한다.

프론 힙 익스텐션

✅ 운동 부위 **엉덩이**

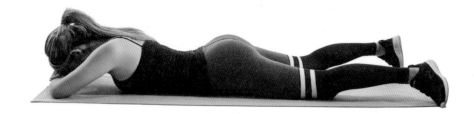

1 바닥에 엎드려 누운 뒤 양팔을 포개 이마를 대고 양발
은 어깨너비만큼 벌린다. 이때 양쪽 발뒤꿈치가 서로
마주보게 발을 45도 외회전시킨다.

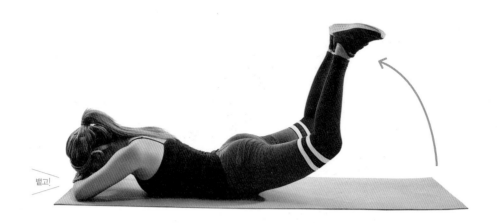

뱉고

2 다리를 높이 들어 올린다. 허벅지를 들어 올린다는 느
낌으로 허벅지까지 바닥에서 떨어지도록 힘껏 든다.

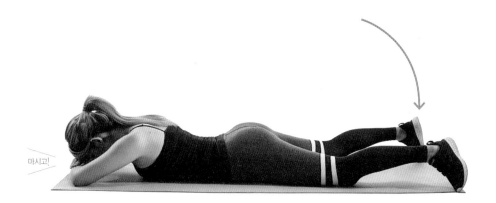

마시고!

3 천천히 내려놓는다. 2~3번 동작을 반복한다.

TIP!

발뒤꿈치 방향에 따라 운동 효과가 달라진다. 발뒤꿈치를 안쪽으로 모은 상태(▨)로 동작하면 엉덩이 바깥쪽 근육(중둔근)에 힘이 들어가고, 발뒤꿈치를 똑바로 세운 상태(▲)에서는 엉덩이 바로 아래쪽 근육(대둔근)에 힘이 들어간다. 번갈아 동작해보자!

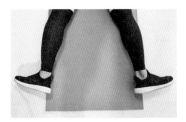

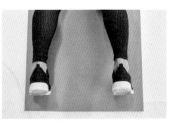

▨ 발뒤꿈치를 안으로 모은다.　　▲ 발뒤꿈치를 똑바로 세운다.

몸의 어떤 부위든 안 먹고 움직이면 빠지기 마련이다. 하지만 이건 제대로 된 다이어트법이 아니다.

언젠가 먹고 움직이기를 게을리하면 원래의 내 몸으로 다시 원상 복구될 테니 말이다. 제대로 된 운

동 동작으로 몸의 '근력'을 키워봐야 한다. 한 번 제대로 만들어 둔 몸은 쉽게 과거로 돌아가지지 않는

다. '여자라서…', '연약해서…'와 같은 말도 안 되는 핑계는 잠시 접어두고, 지금 당장 몸을 일으켜라.

머지않아 당신은 그저 빼빼 마른 몸이 아닌, 건강하고 탄력 있는 멋진 몸매의 주인공이 될 수 있다!

Check 1 **모든 동작은 세트 당 20~30회, 총 5세트를 목표로 한다.**

Check 2 **모든 동작의 호흡은 코로 마시고, 입으로 뱉는다.**

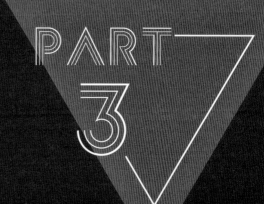

PART
3

부위별
근력 운동

하체 > 복부 > 상체 > 전신

하체 집중

하체는 내 전신을 지탱하는 지지대와 같다. 지지대가 불안정하면 이는 곧

잦은 부상으로 이어진다. 하체의 근력을 길러야 하는 이유다. 건강하고 탄

탄한 하체는 나이가 들어갈수록 진가를 발휘한다. 무조건 마르고 가늘어야

예쁜 몸매라는 생각에서 벗어나자. 각자 신체에 맞는 바디 라인을 찾고 부

족한 곳을 근육으로 탄탄하게 채워주면 섹시하면서도 매력적이며 '글래머

러스한' 몸매를 만들 수 있다. 물론 건강한 노후는 덤이다.

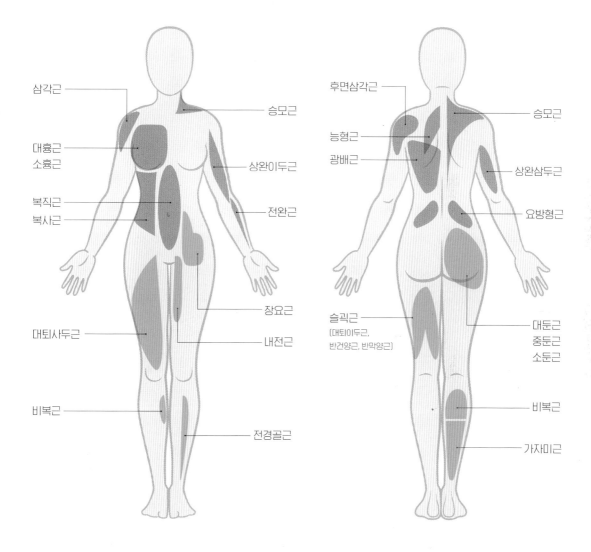

삼각근

승모근

대흉근
소흉근

상완이두근

복직근
복사근

전완근

장요근

내전근

대퇴사두근

비복근

전경골근

주요 근육(앞)

후면삼각근

승모근

능형근
광배근

상완삼두근

요방형근

슬괵근
[대퇴이두근,
반건양근, 반막양근]

대둔근
중둔근
소둔근

비복근

가자미근

주요 근육(뒤)

스탠드 레그 익스텐션

✓ 운동 부위 **허벅지 앞쪽**(대퇴사두근), **골반**(장요근)

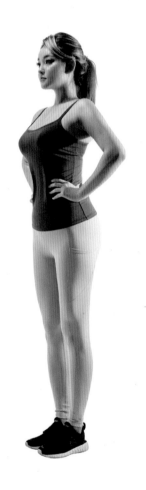

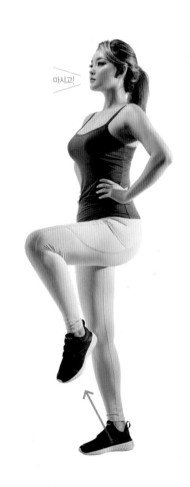

마시고!

1 다리를 골반너비로 벌리고 서서 양손은 허리에 놓는다.

2 한 발의 허벅지가 바닥과 수평이 되도록 직각으로 접어 올린다.

TIP!

동작 내내 허벅지 대퇴부가 바닥과 수평이 된 상태를 유지하도록 한 발로 몸의 중심을 잘 잡고 동작한다. 빠르게 하는 것이 중요한 게 아니라 천천히 정확하게 횟수를 채우는 것에 집중하자. 다리를 펼 때 입으로 숨을 길게 내쉬고, 다리를 접을 때 코로 숨을 길게 들이 마신다.

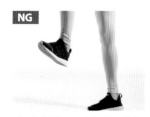

`NG`

발끝을 몸쪽으로 당겨선 안 된다!

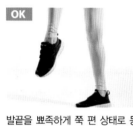

`OK`

발끝을 뾰족하게 쭉 편 상태로 동작하자!

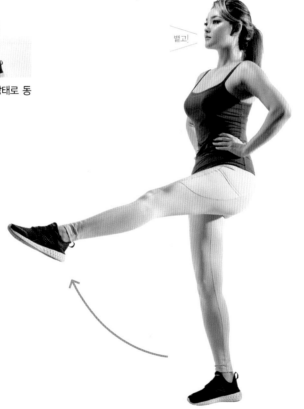

뱉고!

3 들어 올린 다리를 쭉 편다. 발끝까지 편 상태로 5초간 버틴다. 2~3번 동작을 반복한 뒤 반대쪽도 같은 방법으로 진행한다.

85

점프 스쿼트

✓ 운동 부위 **허벅지 앞쪽(대퇴사두근), 엉덩이(둔근), 허벅지 뒤쪽(대퇴이두근)**

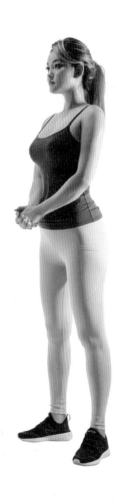

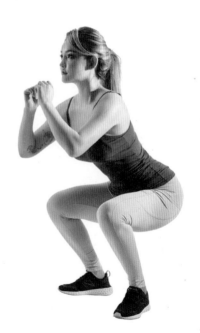

1 다리를 어깨너비로 벌리고 서서 발끝을 45도 바깥쪽으로 벌린다.

2 허벅지가 바닥과 수평이 될 때까지 엉덩이를 뒤로 빼며 앉는다. 허리와 가슴은 쭉 편 상태로 측면에서 보면 45도 각도여야 한다.

변형이 많은 스쿼트 중 굳이 왜 '점프 스쿼트'인가? 묻는 다면 답은 하나다. 점프를 할 때 나오는 순간적인 힘이 엉덩이 밑(일명 엉밑살) 근육을 최대치로 사용할 수 있게 하기 때문이다. '점프 스쿼트'는 앞벅지의 근육을 단련하고 엉밑살을 확실하게 뺄 수 있는 동작이다.

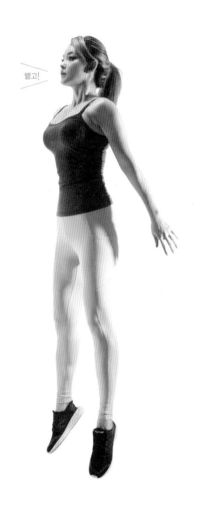

뺄고!

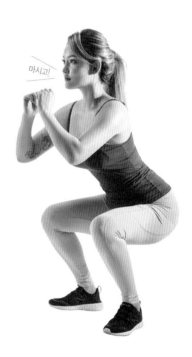

마시고!

3 양팔을 뒤로 힘껏 뻗으며 전신을 쭉 펴고 가볍게 점프한다.

4 가볍게 착지한다. 착지 시에는 무게 중심이 발뒤꿈치에 실려야 한다. 3~4번 동작을 반복한다.

하프 점프 스쿼트

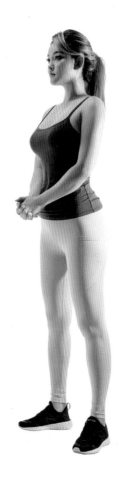

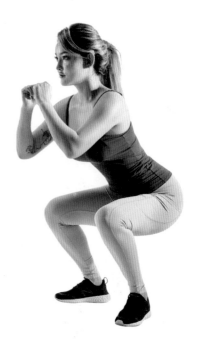

1 다리를 어깨너비로 벌리고 서서 발끝을 45도 바깥쪽으로 벌린다.

2 허벅지가 바닥과 수평이 될 때까지 엉덩이를 뒤로 빼며 앉는다. 허리와 가슴은 쭉 편 상태로 측면에서 보면 45도 각도여야 한다.

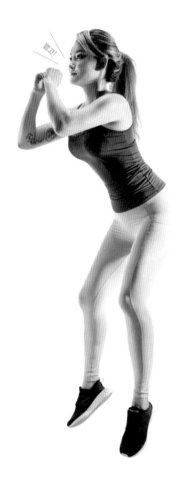

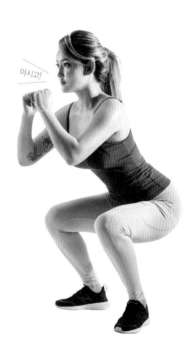

TIP!
절반만 올라가고 내려가는 동작이기에 기본 '점프 스쿼트(p.86)'보다는 허벅지 자극이 덜하지만, 무게 중심을 뒤로 빼고 엉덩이에 힘이 들어간다고 상상하면 더 자극이 들어갈 것이다. 동작 중에 허벅지 앞쪽 대퇴부에 힘이 더 쓰인다고 느껴지면, 즉 그 부위에 힘듦이 느껴지면 보조 근육으로 쓰이는 앞벅지의 근육이 약해서 그런 것이니 횟수를 조절해가며 동작을 지속하자. 이 고통은 엉덩이 운동을 꾸준히 해준다면 서서히 사라질 아픔이다.

3 상체는 자세를 유지하면서 가볍게 점프한다. 기존의 점프 스쿼트와 달리 하체를 완전히 펴지 않고 스쿼트 자세로 뛰어야 한다.

4 가볍게 착지한다. 착지 시에는 무게 중심이 발뒤꿈치에 실려야 한다. 3~4번 동작을 반복한다.

무브먼트 스쿼트

✓ 운동 부위 **허벅지 앞쪽**(대퇴사두근), **엉덩이**(둔근)

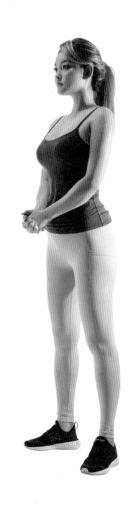

1 다리를 어깨너비로 벌리고 서서 발끝을 45도 바깥쪽으로 벌린다.

▽ TIP!

허벅지의 가동범위를 넓혀주는 동작으로 따라했을 때 허벅지가 타들어가는 느낌이 들어야 정상이다. 허벅지 전체의 근력과 탄력을 키우고, 전신 체지방을 태우는 데도 탁월하다. 특히 허벅지 뒤쪽에 위치한 햄스트링(대퇴이두)을 단련하는 데도 좋다. 앉을 때는 천천히, 일어설 때는 빠르게!

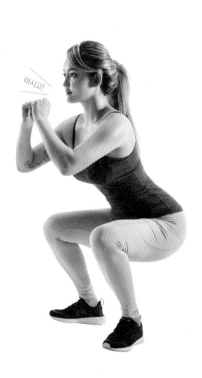

마시고!

뱉고!

2 허벅지가 바닥과 수평이 될 때까지 엉덩이를 뒤로 빼며 천천히 앉는다. 허리와 가슴은 쭉 편 상태여야 한다.

3 빠르게 절반만 일어선다. 2~3번 동작을 반복한다.

무브먼트 점프 스쿼트

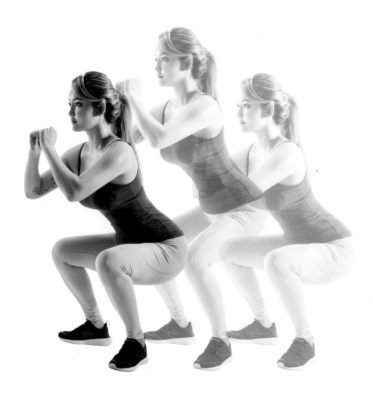

1 무브먼트 스쿼트를 3회 실시한다.

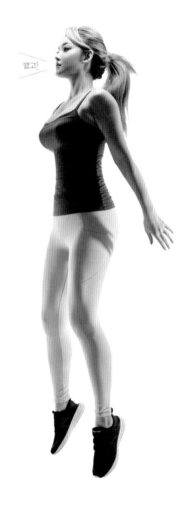

밸고!

TIP!

'무브먼트 스쿼트'와 '점프 스쿼트'를 합친 동작이다. 자신의 무게를 활용한 근력운동과 유산소운동을 섞어 전신의 체지 방을 골고루 빼는 데 효과적이다. 착지할 때 무릎이 안으로 모이거나 상체가 앞으로 쏠리지 않도록 주의한다면 쉽게 따라할 수 있다.

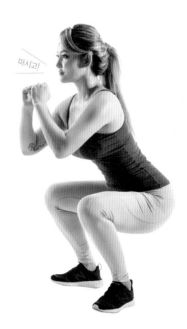

마시고!

2 마지막 회차 시 일어나면서 전신을 펴고 가볍게 점프한다.

3 가볍게 착지해 스쿼트 자세로 돌아온 다. 1~3번 동작을 반복한다.

무빙 스쿼트

✓ 운동 부위 **허벅지 앞쪽**(대퇴사두근), **엉덩이**(둔근),
　　　　　 허벅지 뒤쪽(대퇴이두근)

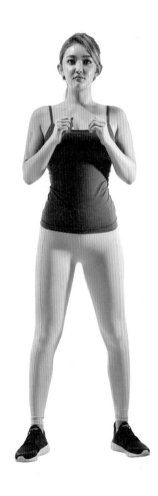

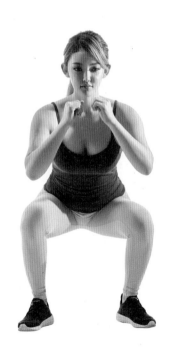

1　다리를 어깨너비보다 넓게 벌리고 서서 발끝을 45도 바깥쪽으로 벌린다.

2　허벅지가 바닥과 수평이 될 때까지 엉덩이를 뒤로 빼며 앉는다. 허리와 가슴은 쭉 편 상태여야 한다.

TIP!
꽃게처럼 옆으로 움직이는 동작이다. 단시간에 하체 근력
키우는 데는 최고다. 힙 업부터 보기 싫은 엉밑살과 허벅지
셀룰라이트까지 몽땅 제거해준다. 옆으로 걸어갈 때는 발
너비를 똑같이 유지하며 움직이도록 하자. 익숙해지면 앞뒤
로 움직여도 좋다. 호흡은 자연스럽게!

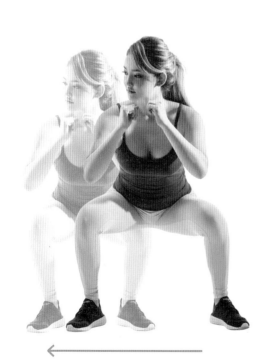

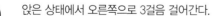

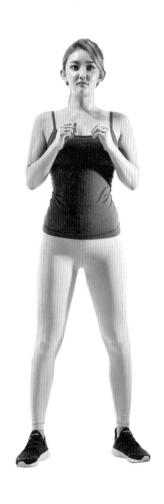

3 앉은 상태에서 오른쪽으로 3걸음 걸어간다.

4 일어선다. 2~4번 동작을 반복하고, 좌우 번
갈아가며 진행한다.

사이드 런지

✓ 운동 부위 **허벅지 안쪽**(내전근), **엉덩이**(둔근)

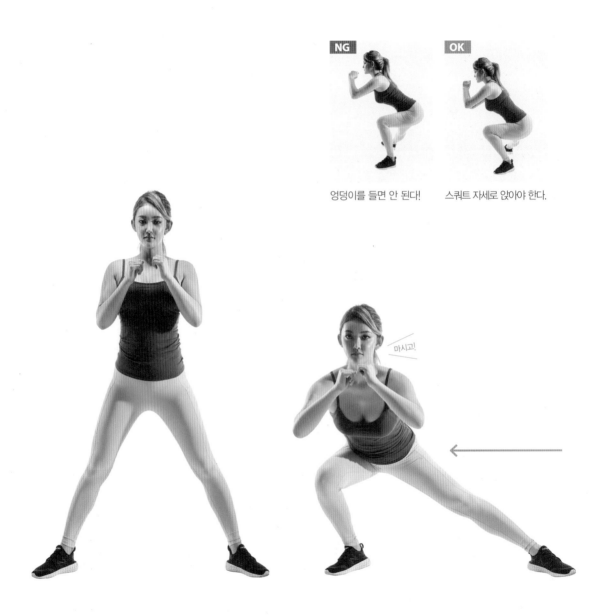

NG
엉덩이를 들면 안 된다!

OK
스쿼트 자세로 앉아야 한다.

마시고!

1 다리를 넓게 벌리고 서서 발끝을 45도 바깥 쪽으로 벌린다.

2 무게 중심을 오른쪽으로 이동시키면서 엉덩이를 뒤로 빼고 오른쪽 무릎을 구부려 앉는다. 왼발은 바닥에 붙인 채 곧게 편 상태를 유지한다. 구부 린 다리의 무릎과 발끝 방향이 같아야 한다.

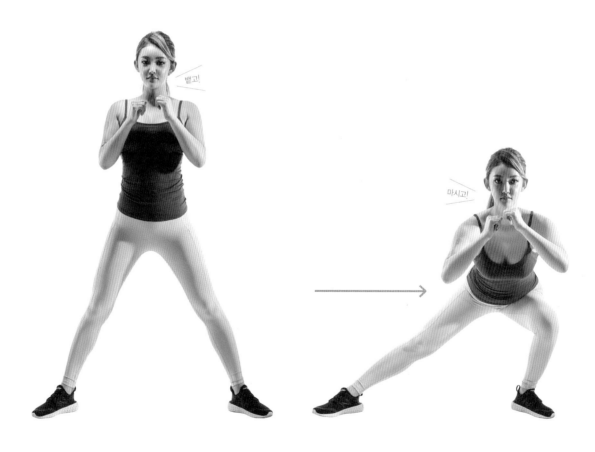

3 오른쪽 다리의 힘으로 천천히 일어선다.

4 왼쪽으로 무게 중심을 옮겨 2번과 같은 방법
으로 앉는다. 1~4번 동작을 반복한다.

힙 스쿼트

✓ 운동 부위 **엉덩이**(둔근)

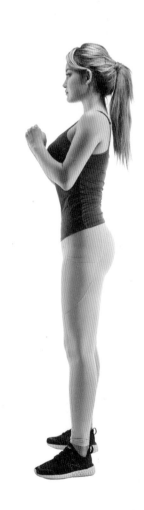

1 다리를 어깨너비로 벌리고 서서 발끝을 45도
바깥쪽으로 벌린다.

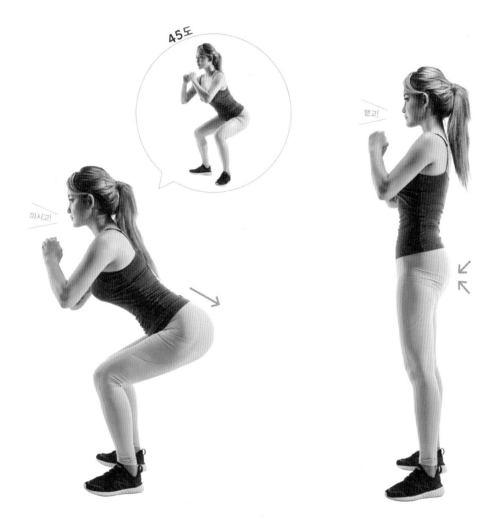

일반 스쿼트보다 엉덩이 쪽에 더 강한 자극을 주는 동작이다. 모든 엉덩이 운동의 핵심은 무조건 꽉 조인 상태(둔근을 수축)를 유지하려 노력해야 한다는 점이다. 힘을 준 상태로 천천히 앉아야 둔근의 수축을 유지한 채로 근육을 늘일 수 있다. 빨리 앉아버리면 둔근의 힘이 풀려버린다. 즉, 앉을 때는 천천히, 일어설 때는 빠르게 일어나 엉덩이를 한번 더 수축해줘야 엉덩이 근육이 집중적으로 사용된다. 어려우면 2번 동작 전에 무릎을 편 상태로 엉덩이를 수축(꽉 조인 뒤)한 뒤, 엉덩이를 뒤로 빼고 3번 동작으로 이어가보자.

45도

뱉고!

마시고!

2 엉덩이를 뒤로 쭉 빼며 살짝(절반)만 앉는다. 이때 허리와 가슴은 쭉 편 상태여야 한다. 엉덩이를 뒤로 최대한 늘린다고 생각하면 골반이 벌어지는 느낌이 든다.

3 빠르게 일어나 엉덩이를 꽉 조인다. 그리고 조인 상태로 2~3번 동작을 반복한다.

덤벨 힙 내로우 스쿼트

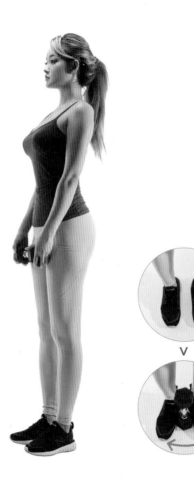

발끝을 11자로 만들고 덤벨 또는 주먹을 발 사이에 낀 뒤 딱 그만큼의 간격으로 발끝을 바깥쪽으로 벌린다.

1 다리를 골반너비보다 좁게 벌리고 서서 덤벨 양끝을 잡는다. 발끝은 45도 바깥으로 벌린다.

TIP!

보폭을 좁힌 뒤 스쿼트를 하면 엉덩이 가장 가운데 부분의 탄
력도가 높아진다. 여기에 덤벨로 약간의 중량을 더해 근력을 더
사용하게 해 운동 강도를 높였다. 한 세트를 마친 뒤 서서 엉덩
이를 수축시킨 상태로 5분간 버텨보자.

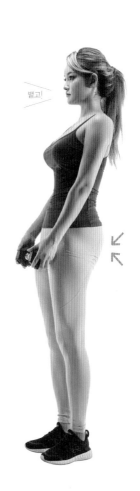

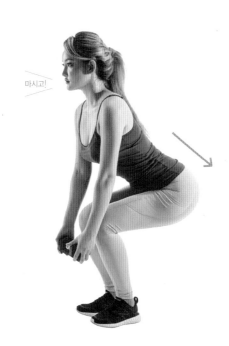

2 무릎이 벌어지지 않도록 주의하면서 엉덩이
를 뒤로 빼며 앉는다.

3 일어나 엉덩이를 꽉 조인다. 2~3번 동작을
반복한다.

덤벨 힙 와이드 스쿼트

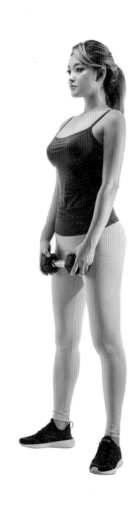

1 다리를 어깨너비보다 넓게 벌리고 서서 덤벨
양끝을 잡는다. 발끝과 무릎은 45도 바깥으
로 벌린다.

∇TIP!

밴드를 양쪽 무릎 바로 위 허벅지에 걸고 이 동작을 하면 더욱 더 자극이 확
실해지는데, 이건 익숙해지면 도전해보자. 대부분의 스쿼트를 할 때 발끝과
무릎의 방향은 계속 45도 바깥쪽을 향해야 한다. 이는 둔근이 제대로 쓰이
려면 외전(몸의 중심에서 밖으로 멀어지는 것)과 외회전(몸의 중심에서 바
깥쪽으로 회전시키는 것)이 골고루 쓰여야 하는데, 발끝과 무릎 방향이 바
깥쪽을 향한 상태여야 이 움직임이 극대화되기 때문이다.

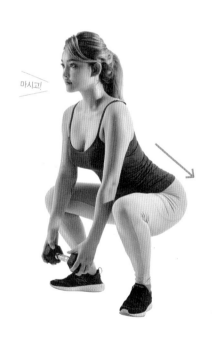

마시고!

뱉고!

2 엉덩이를 뒤로 빼며 허벅지가 바닥과 수평이
될 때까지 앉는다. 발끝과 무릎은 계속 45도
바깥쪽을 향해야 한다.

3 일어나 엉덩이를 꽉 조인다. 2~3번 동작을
반복한다.

백 킥

✓ 운동 부위 **엉덩이**(둔근)

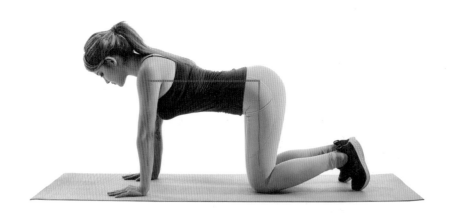

1 무릎을 바닥에 대고 엎드린 뒤 양손은 어깨너비, 양쪽
무릎은 골반너비로 벌려 발끝을 세운다. 이때 손목은
어깨 밑, 무릎은 골반 밑에 둔다.

TIP!

발끝을 11자로 세운 뒤 그대로 뒤로 들어 올리면 대둔근과 햄스트링의 탄력도가 높아진다. 그리고 발끝을 45도 바깥쪽으로 돌린 뒤 뒤로 들어 올리게 되면 중둔근과 소둔근의 탄력도가 높아진다. 골고루 번갈아 운동해주면 엉덩이 전체 근육에 탄력과 힘이 붙는다. 특히 허리 힘이 약한 사람이 중둔근을 집중적으로 발달시키면 허리에 안정성이 생기게 된다. 허리에 힘이 들어가 통증이 느껴진다면 허리를 동그랗게 만 상태(굴곡시킨 뒤)로 동작을 진행해보자. 이 상태로 다리는 뒤로 들어 올릴 수 있는 만큼만 올리면 된다.

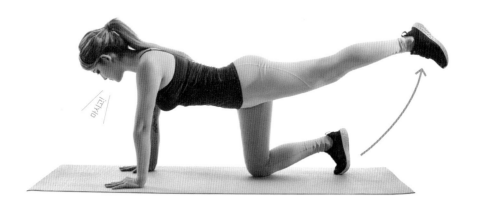

2 한 발을 뒤로 들어 올린다. 발끝을 뾰족하게 세우고 골반이 틀어지지 않도록 좌우 균형을 맞추자.

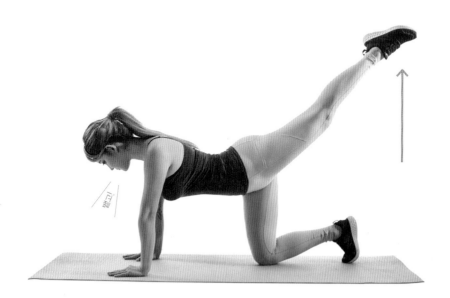

3 들어 올린 다리를 엉덩이 근육에 자극이 오는 지점까지 높이 들어 올린다. 2~3번 동작을 반복한 뒤 반대쪽도 같은 방법으로 진행한다.

스탠드 힙 킥

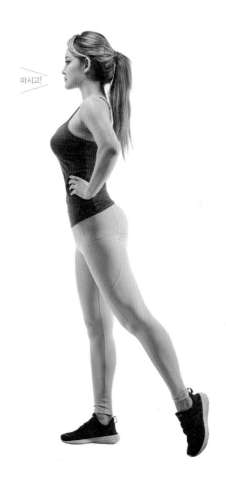

마시고

1 다리를 어깨너비로 벌리고 서서 한 발을 한 걸음 뒤로
보내 발끝을 세운다.

발끝을 11자로 세운 뒤 그대로 뒤로 들어 올리면 대둔근과 햄스트링의 탄력도가 높아진다. 그리고 발끝을 45도 바깥쪽으로 돌린 뒤 뒤로 들어 올리게 되면 중둔근과 소둔근의 탄력도가 높아진다. 골고루 번갈아 운동해주면 엉덩이 전체 근육에 탄력과 힘이 붙는다. 특히 허리 힘이 약한 사람이 중둔근을 집중적으로 발달시키면 허리에 안정성이 생기게 된다. 허리에 힘이 들어가 통증이 느껴진다면 허리를 살짝 기울여 동그랗게 만 상태(굴곡시킨 뒤)로 동작을 진행해보자. 이 상태로 다리는 뒤로 들어 올릴 수 있는 만큼만 올리면 된다.

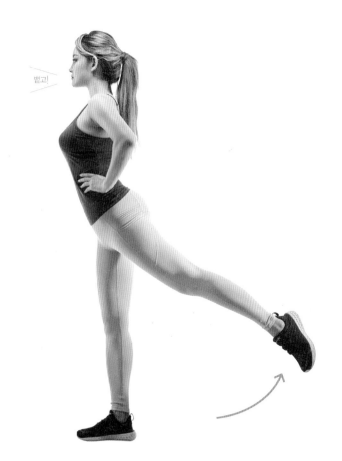

뱉고!

2 뒤로 보낸 발을 무릎을 쭉 편 상태로 뒤로 들어 올린다.
이때 발뒤꿈치를 뒤로 들어 올린다는 느낌으로 진행한
다. 1~2번 동작을 반복한 뒤 반대쪽도 같은 방법으로
진행한다.

브릿지

✓ 운동 부위 **엉덩이**(둔근)

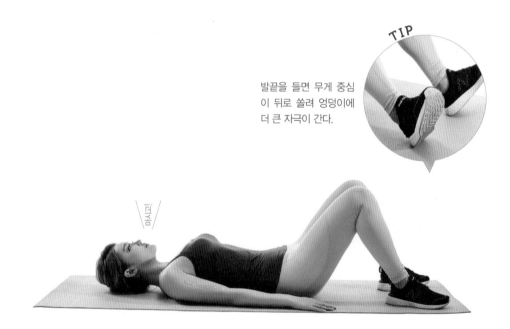

발끝을 들면 무게 중심
이 뒤로 쏠려 엉덩이에
더 큰 자극이 간다.

TIP

숨 들이마심

1 바닥에 누워 무릎을 세우고 양발을 골반너비로 벌린
  뒤 발끝은 45도 바깥쪽을 향하게 한다. 양팔은 쭉 펴서
  바닥에 내려둔다.

TIP!

엉덩이를 과하게 들어 올리면 몸이 휘어져 허리와 어깨에 무리가 갈 수 있다(■). 또 발과 엉덩이의 간격이 너무 먼 경우에도 운동 효과를 보기 어렵다(▲). 몸통이 일직선이 되는 높이까지 올리되 정확한 곳에 힘을 줘야 힙 업에 도움이 된다. 동작 중 허벅지 뒤(햄스트링)쪽에 힘이 많이 들어간다고 생각되면 양발의 위치를 몸쪽으로 살짝 당긴 뒤 진행하자.

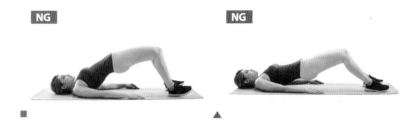

NG ■   **NG** ▲

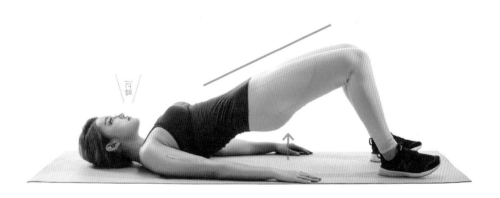

2 엉덩이와 배에 힘을 준 상태로 엉덩이를 들어 올려 2초간 정지한다. 이때 가슴부터 배, 허벅지, 무릎까지 일직선이 되어야 한다. 1~2번 동작을 반복한다.

힙 쓰러스트

✓ 운동 부위 **엉덩이(둔근)**

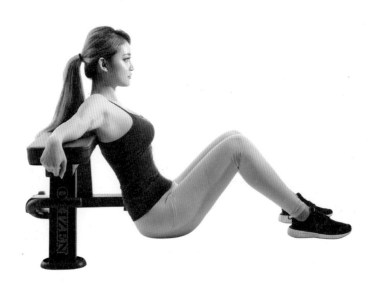

1 벤치에 기대어 앉아 양손으로 벤치 양끝을 잡고 무릎을 세운다. 이때 발끝은 45도 바깥쪽을 향하게 한다.

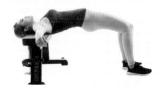

허리를 과도하게 들어 올리면 안 된다!

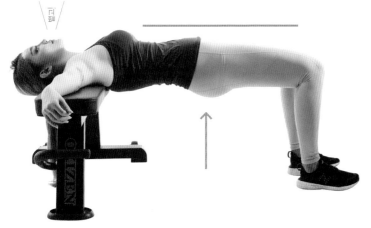

2 발바닥으로 바닥을 지지하고 엉덩이와 배에 힘을 주면서 엉덩이를 한 번에 훅 들어 올려 수축한 상태로 2초간 정지한다. 이때 무릎과 발뒤꿈치가 일직선이 되도록 발의 위치를 옮겨준다.

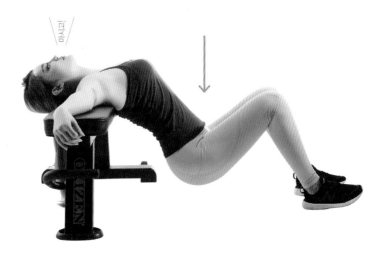

TIP!
'브릿지(p.108)'보다 한 단계 업그레이드 된 동작이라고 보면 된다. 엉덩이 근육(대둔근, 중둔근, 소둔근)에 더 강한 힘을 쓰게 되어 힙 업은 물론이고 탄력까지 얻을 수 있다.

3 엉덩이를 수축한 상태로 바닥에 닿기 전까지 천천히 엉덩이를 내려준다. 2~3번 동작을 반복한다.

덤벨 힙 쓰러스트

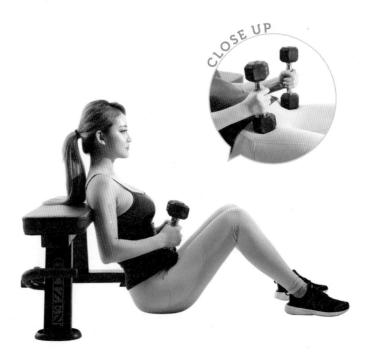

CLOSE UP

1 벤치에 기대어 앉아 양손에 덤벨을 쥐고, 양 무릎을
세운다.

112

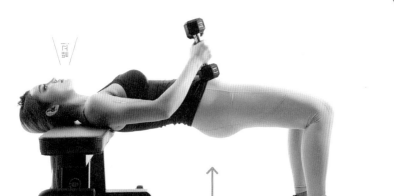

TIP!
일반 '힙 쓰러스트' 동작에 중량을
더하면 훨씬 빠르게 엉덩이 근육
을 크게 키울 수 있다. 덤벨 혹은
바를 들고 실행해보자!

2 골반(Y존) 위에 덤벨을 얹고 엉덩이와 배에 힘을 준 채
엉덩이를 들어 올려 2초간 정지한다. 무게 중심은 발뒤
꿈치에 둔다.

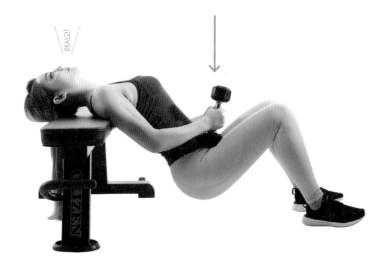

3 엉덩이 수축을 유지한 상태로 바닥에 닿기 전까지 엉덩
이를 내려준다. 엉덩이 근육이 늘어나는 걸 느껴보자.
2~3번 동작을 반복한다.

원 레그 힙 쓰러스트

✓ 운동 부위 **엉덩이(둔근), 밸런스(코어)**

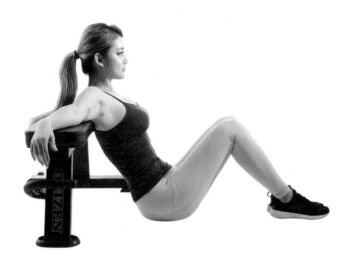

1 벤치에 기대어 앉아 양손으로 벤치 양끝을 잡고 무릎
을 세운다. 이때 양발은 모아준다.

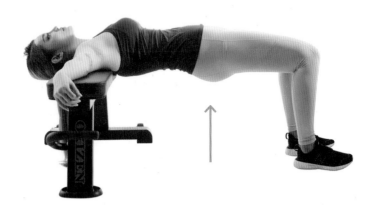

2 엉덩이와 배에 힘을 주면서 엉덩이를 위로 들어 올린
다. 이때 무릎과 발뒤꿈치가 일직선이 되도록 발의 위
치를 옮겨준다.

TIP!

처음에는 한 발로 내 몸을 지탱하지 못해 휘청거릴 것이다. 웬만한 운동 신경의 소유자가 아니라면 어려울 수도 있다는 뜻이다. 그만큼 엉덩이 쪽 근육에 가는 힘이 상당하고, 하반신의 균형감도 기를 수 있는 동작이다. 힘들면 들어 올린 다리를 매번 바닥에 내려두어도 좋다. 가능한 선에서 레벨을 올려가며 동작을 익히도록 하자.

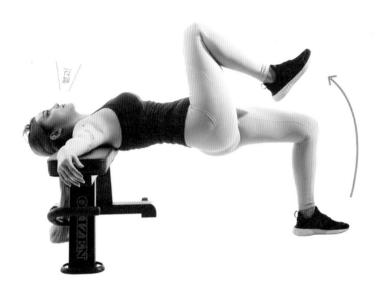

내쉬고

3 한 발을 접어 무릎을 당겨 올린다.

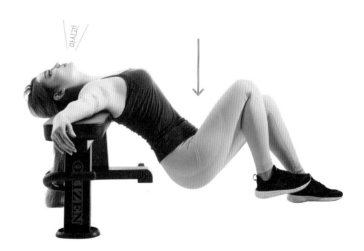

마시며

4 이 상태로 엉덩이를 바닥에 닿기 전까지 내려준다. 3~4번 동작을 반복한 뒤 반대쪽도 같은 방법으로 진행한다.

사이드 힙 킥

✓ 운동 부위 **엉덩이(중둔근)**

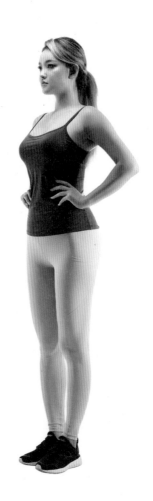

1 양발을 모으고 선다.

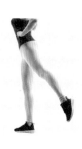

TIP!

밋밋한 골반으로 고민하는 이들에게 추천하는
동작이다. 다리를 올리고 내리는 자체보다 동
작 내내 엉덩이에 힘을 제대로 주는 것이 더
중요하다. 엉덩이 윗면과 옆면 근육에 자극이
가 애플힙과 골반 라인을 글래머러스하고 드
라마틱하게 잡아주는 효과가 있다. 다리를 45
도 대각선 뒤로 들어 올리면 엉덩이 윗부분(중
둔근)이 자극되어 애플힙을 만들 수 있다.

SIDE

뱉고!

마시고!

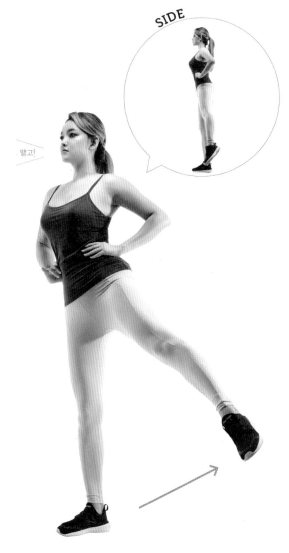

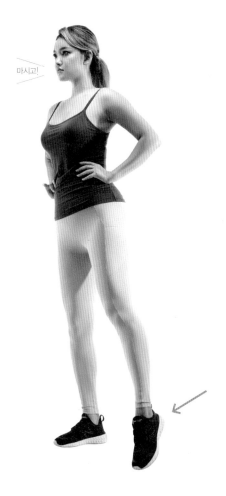

2 한 발을 옆으로 쭉 들어 올린다. 이때 발끝은
뾰족하게 세운다.

3 발끝으로 살짝 바닥을 터치한다. 2~3번 동
작을 반복한 뒤 반대쪽도 같은 방법으로 진
행한다.

플로어 스플리트

✓ 운동 부위 **종아리**(비복근, 가자미근)

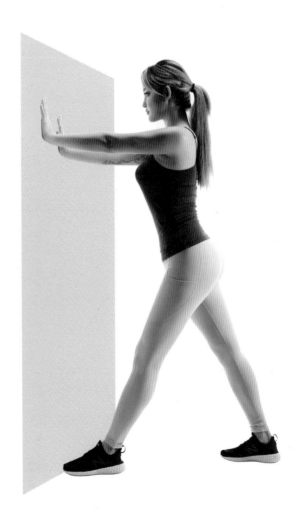

1 양발을 앞뒤로 넓게 벌리고 선 뒤 양쪽 손바닥
전체를 벽에 댄다.

TIP!
종아리 근육(비복근, 가자미근) 스트레칭 동작으로 짧고 굵은 종아
리를 가진 분들에게 추천한다. 또한 오래 앉아있는 직업을 가진 분
들이나 많이 걷고 뛰어서 종아리가 뭉쳤을 때도 수시로 따라해 보
자. 단기간에 드라마틱하게 종아리가 얇고 길어지진 않지만 당장
뭉친 근육을 완화시키고 부종을 빼는 데는 효과적이며 꾸준히 하
면 종아리가 예뻐진다.

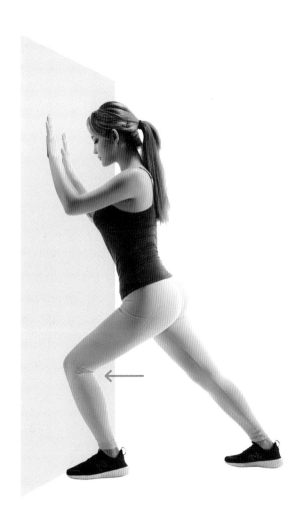

2 앞쪽 무릎을 구부려 살짝 앉으며 오른쪽 종아리 뒤쪽을 쭉 늘여
준다. 이때 뒤쪽 발뒤꿈치가 바닥에서 떨어지면 안 된다. 30초
간 유지한 뒤 반대쪽도 같은 방법으로 진행한다.

덤벨 카프 레이즈

✓ 운동 부위 **종아리**(비복근, 가자미근)

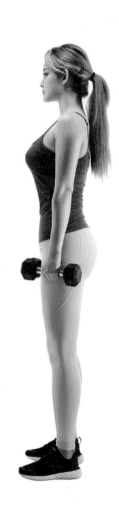

1 양손에 덤벨을 들고, 양발은 어깨너비로 벌리고 선다.

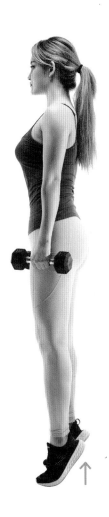

TIP!

발목과 종아리 근육을 단련하는 데 좋은 동작이다. 꾸준히 하면 종아리 근육을 활성화시켜 부종과 체지방을 제거하는 데도 효과적이라 가는 종아리를 원하는 사람들에게 반드시 추천하고 싶다. '플로어 스플리트(p.118)'와 병행하면 종아리를 무조건 가늘게 만들 수 있다. 특히 운동화나 납작한 신발을 자주 신는다면 수시로 실시할 것!

2 발뒤꿈치를 최대한 높이 들어 올린다. 가능하면 3초간 정지해도 좋다. 1~2번 동작을 반복한다.

원 레그 업 풋 업

✓ 운동 부위 **종아리**(비복근, 가자미근), **정강이**(전경골근)

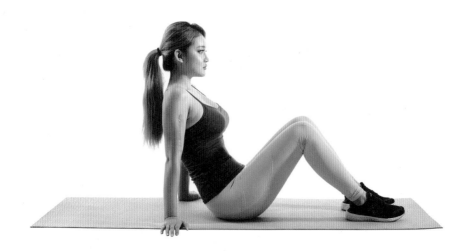

1 바닥에 앉아 양손으로 뒤쪽 바닥을 지지하고 무릎을
세운다.

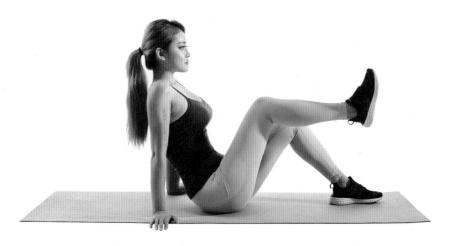

2 한 발을 들어 종아리와 바닥이 평행이 되게 한다.

TIP!

장시간 앉아 근무하는 직장인들에게 꼭 추천하고픈 동작이다. 하체의 혈액순환을 원활하게 해 부종을 없애주고 발목 강화에도 좋다. 덧붙여 힐을 자주 신는 사람은 종아리에 있는 근육들 중 하나인 정강이 뼈 앞에 있는 전경골근이 많이 부어있기 쉬운데, 발끝을 안쪽으로 당겨주는 동작을 추가함으로써 그 부분의 통증을 완화시켜줄 수 있다.

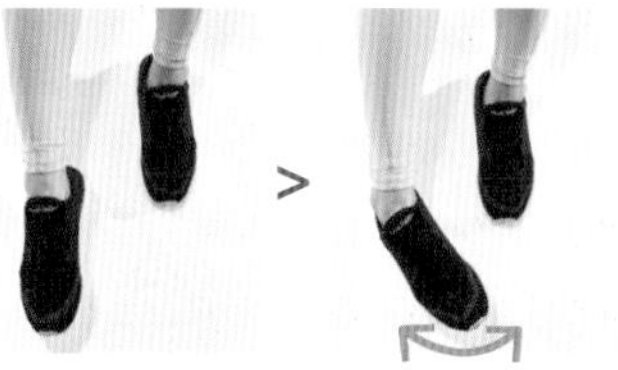

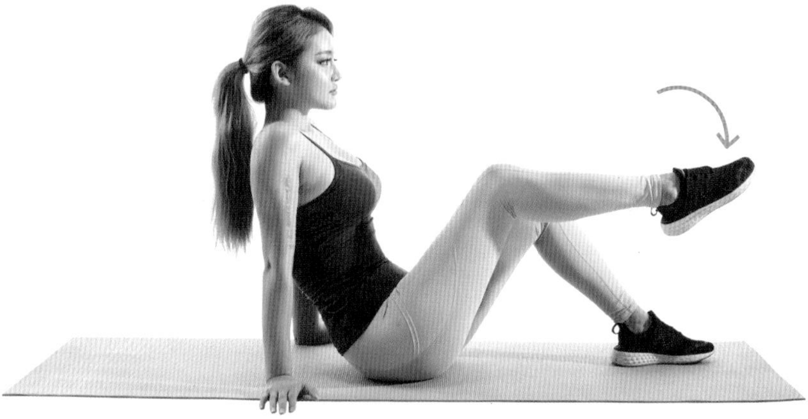

3 발끝을 뾰족하게 만들어 앞으로 밀어내듯이 뻗어준다.

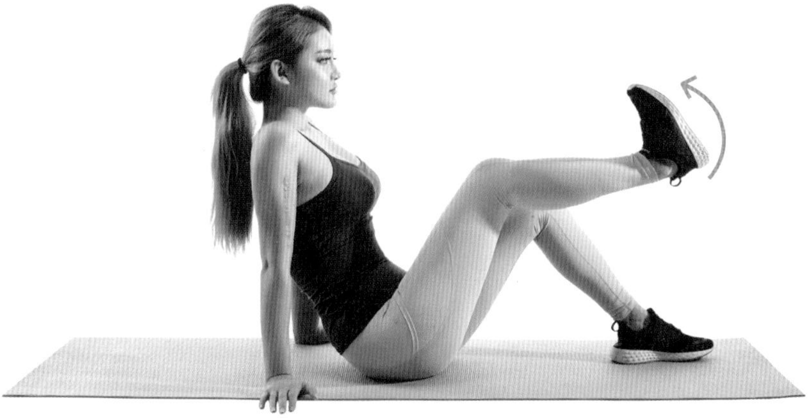

4 발끝을 몸쪽으로 쭉 당긴다. 3~4번 과정을 반복한 뒤 반대쪽도 같은 방법으로 진행한다.

덤벨 레그 컬

✓ 운동 부위 **허벅지 뒤쪽(슬괵근)**

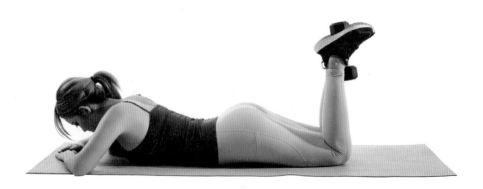

1 바닥에 엎드려 누운 뒤 양발 사이에 덤벨을 놓고 단단
히 잡는다.

허벅지 뒤쪽 라인에 탄력을 주는 운동이다. 특히 허벅지 뒤쪽 셀룰라이트 때문에 짧은 옷 입기를 꺼려하는 분들에게 추천한다. 동작 내내 엉덩이가 솟지 않도록 주의하고, 덤벨의 무게를 느끼며 천천히 동작해야 효과가 좋다. 너무 무거운 덤벨 말고 무리 없이 들어 올릴 수 있을 정도의 무게를 선택하자. 의자에 오래 앉아 근무하는 직장인, 그로 인해 허벅지 뒤쪽 대퇴이두근이 타이트해진 사람들에게도 좋다.

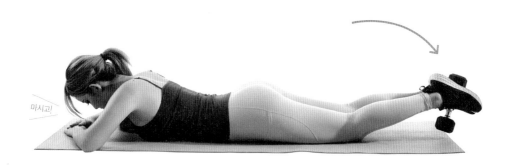

마시고!

2 덤벨을 놓치지 않도록 주의하면서 허벅지 뒤쪽 근육에 힘을 단단히 준 채로 양발을 천천히 바닥으로 내린다.

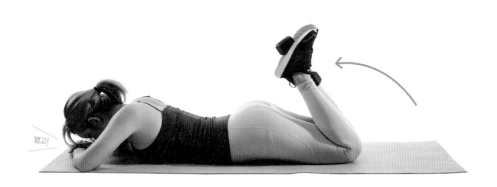

뱉고!

3 양발을 천천히 엉덩이 쪽으로 당긴다. 2~3번 동작을 반복한다.

복부
집중

복부는 기둥이다. 내 몸이 무너지지 않도록 안정감 있게 받쳐주는 곳이 바로 복부다. 복부는 흔히 코어라는 단어와 혼용되기도 하는데, 코어는 우리 신체의 균형을 잡아주는 중요한 근육(척추, 골반 등)을 아우르는 말이다. 코어를 중심으로 팔, 다리가 뻗어나가기 때문에 코어가 약한 상태로 근육을 키우게 되면 몸의 균형이 무너지고 만다. 그래서 운동을 시작할 때 코어를 단련하라고 수없이 이야기하는 것이다. 코어를 단련하고 나면 그토록 바라던 복근의 그림자라도 느껴볼 수 있다. 또 많이 먹어도 뱃살이 나오지 않는 기적을 경험해볼 수 있게 된다. 그렇다고 많이 먹으란 소리는 아니다. 많이 먹으면 아무리 단단한 몸이라도 무너지고 만다. 확실한 건 그럼에도 불구하고 지금보다는 더 날씬한 복부를 가질 수 있다는 거다. 그러니 일단 날 믿고 따라 해도 좋다.

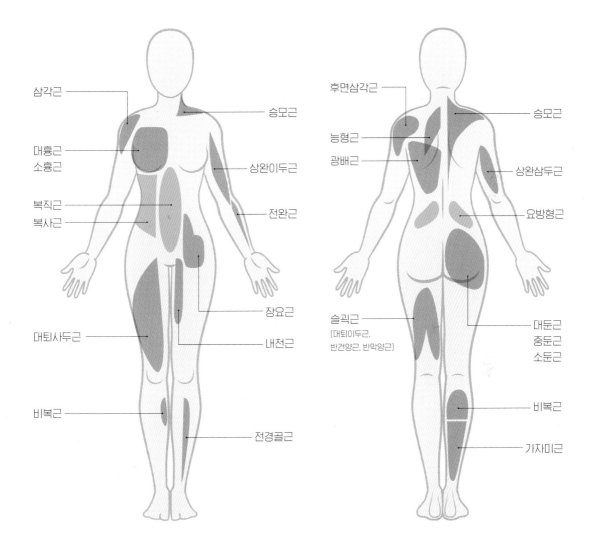

삼각근

승모근

대흉근
소흉근

상완이두근

복직근
복사근

전완근

장요근

대퇴사두근

내전근

비복근

전경골근

후면삼각근

승모근

능형근

광배근

상완삼두근

요방형근

슬괵근
(대퇴이두근,
반건양근, 반막양근)

대둔근
중둔근
소둔근

비복근

가자미근

/ 주요 근육(앞)

/ 주요 근육(뒤)

브이 업

✓ 운동 부위 **상복부(복직근), 밸런스(코어)**

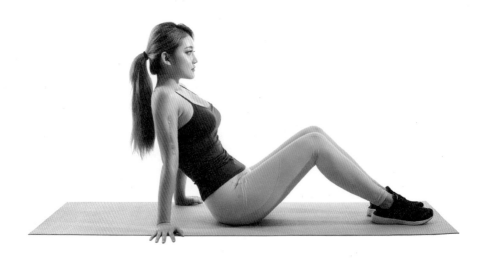

1 바닥에 앉아 무릎을 세우고 상체를 뒤로 기대 양손으로 몸 뒤쪽 바닥을 지지한다.

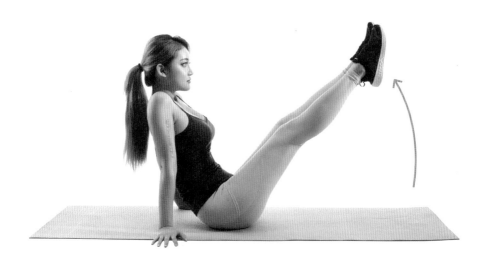

TIP!
코어를 강화시키는 동작이다. 코어가 약한 사람은 아주 잠깐도 버티기 어려울 수 있다. 조금씩 시간을 늘려가며 코어를 단련하길 바란다. 30초 이상 버티는 것에 익숙해졌다면 업그레이드 동작인 '브이 싯 업'으로 넘어가도 좋다.

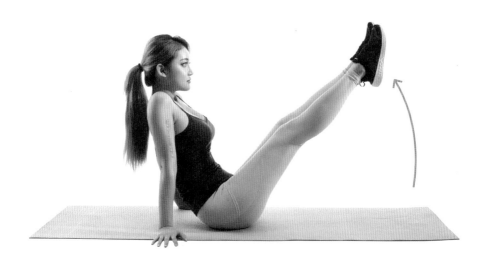

2 양발을 쭉 펴서 들어 올린다.

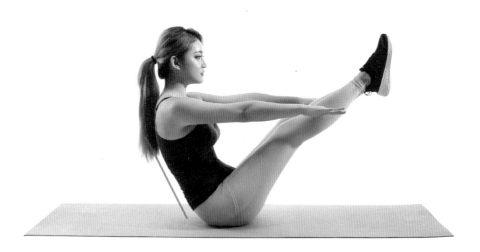

3 양팔이 바닥과 수평이 되도록 앞으로 나란히 한 다음 복부에 힘을 주며 30초간 버틴다.

브이 싯 업

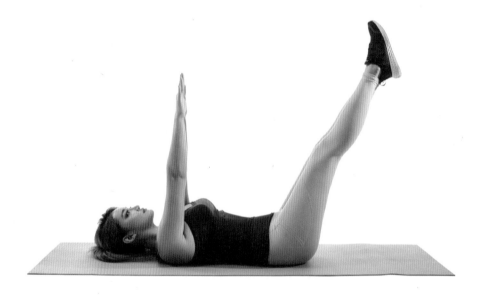

1 바닥에 누워 다리를 대각선으로 들어 올리고 양팔은
가슴 앞으로 쭉 뻗는다.

몸 안쪽 숨은 코어 근육을 강하게 자극하면서 버티는 동작이
다. 목을 억지로 들어 올리면 무리가 되니 복부의 힘으로 상체
를 들어 올리는 데 집중하자. 복부가 부들부들 떨리면서 체지
방이 날아가고 복근이 단련될 것이다.

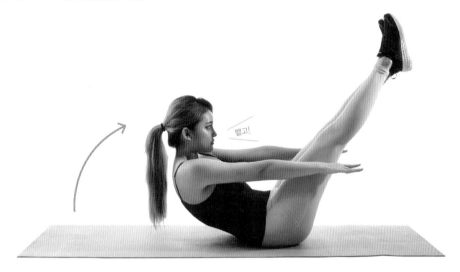

2 상체를 들어 올려 몸을 V자로 만든다. 이때 양팔은
앞으로 쭉 뻗어준다.

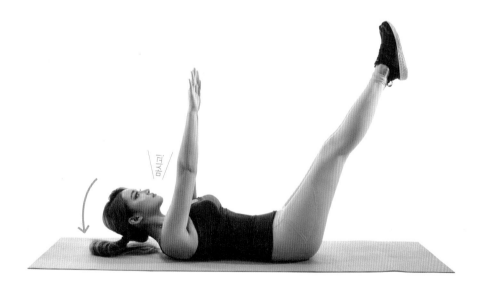

3 천천히 상체를 뒤로 눕힌다. 2~3번 동작을 반복한다.

레그 레이즈

✓ 운동 부위 **하복부(복사근), 허벅지 앞쪽(대퇴사두근)**

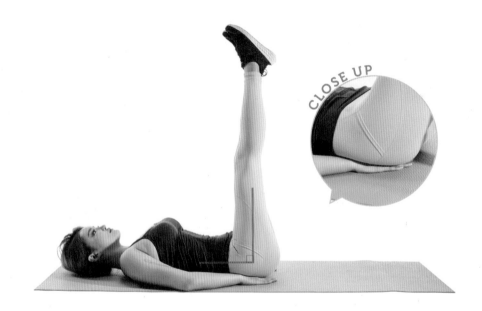

CLOSE UP

1 바닥에 누워 다리를 직각으로 들어 올린 뒤 무릎을 쫙 편다.
이때 양 손바닥은 바닥에 가도록 놓고 엉덩이 밑에 둔다.

TIP!

무릎을 구부린 상태로 동작을 하면 하복부에만 자극이 가지만 무릎을 쫙 편 상태로 동작을 하면 상복부까지 자극이 간다. 동작을 할 때 손으로 복부를 살짝 눌러보면 어디에 힘이 들어가는지 알 수 있다. 단, 허리 통증이 있다면 폼롤러를 활용하는 것이 좋다.

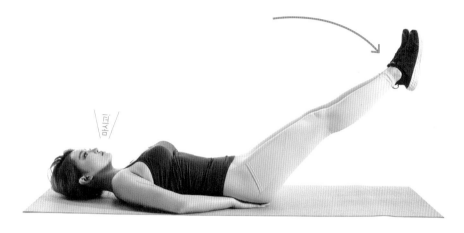

2 허리가 바닥에서 떨어지지 않도록 허리로 바닥을 꽉 누르면 몸이 살짝 U자가 된다. 이 상태에서 천천히 다리를 내린다. 완전히 바닥에 내리는 것이 아니라 45도 정도에서 멈춘다.

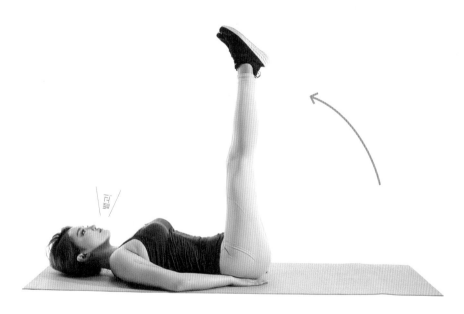

3 천천히 다리를 들어 올린다. 복부에 힘이 들어가는지 느껴보자. 2~3번 동작을 반복한다.

폼롤러 레그 레이즈

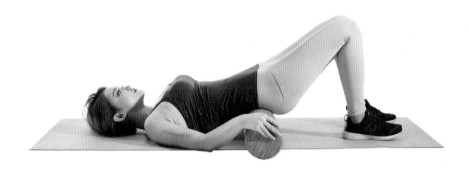

1 바닥에 누워 무릎을 세우고 폼롤러를 꼬리뼈 부근에 끼운다.

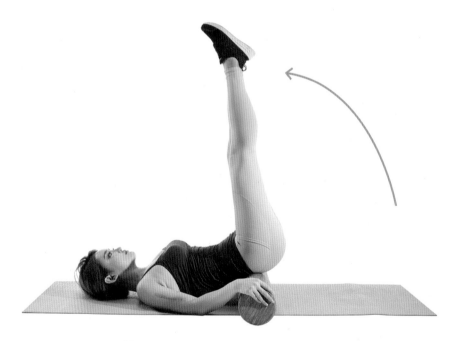

2 양손으로 폼롤러 양끝을 잡아 고정한 뒤 다리를 모아 직각으로 들어 올린다. 이때 무릎을 쭉 편다.

허리가 약한 사람들은 폼롤러를 활용한 레그 레이즈가 좋다. 폼롤러를 엉덩이 꼬리뼈 부근에 두고 다리를 내리면 허리가 휘어지지 않고, 폼롤러가 지지대 역할을 해 더 안전하다. 하복부를 단련해 허리 통증을 차츰 완화시켜주며 복부 지방까지 골고루 제거해준다.

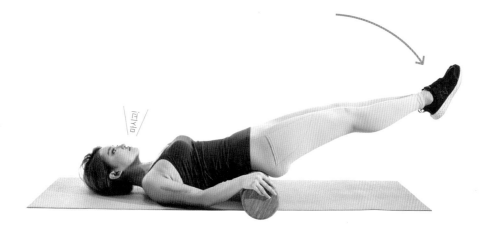

3 아랫배에 힘을 준 채 천천히 다리를 45도 정도 내린다.
단, 허리에 통증이 느껴지면 다리를 덜 내려도 좋다.

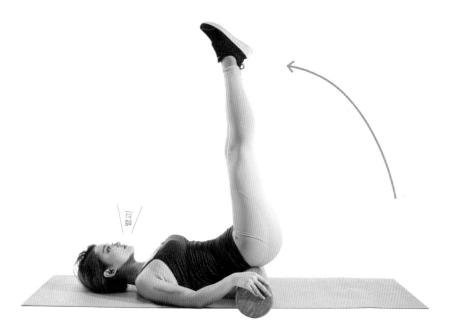

4 천천히 다리를 들어 올린다. 3~4번 동작을 반복한다.

폼롤러 벤치 레그 레이즈

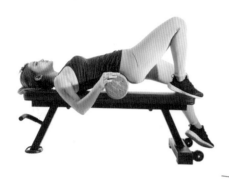

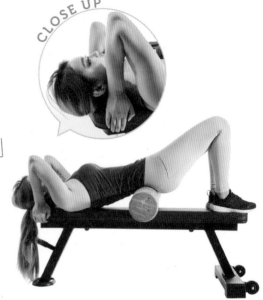

CLOSE UP

1 벤치에 누워 꼬리뼈 부근에 폼롤러를 놓고 한 발씩 차례로 접어 벤치 위에 올린다. 양손 으로 귀 옆 벤치를 잡고 중심을 잡는다.

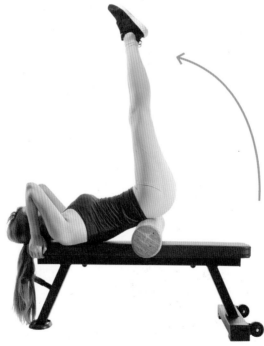

2 다리를 모아 직각으로 들어 올린다. 이때 무릎을 쭉 편다.

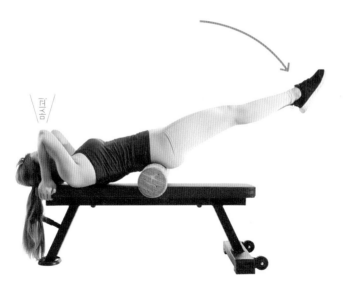

숨고를

3 허리를 둥글게 만다고 생각하면서 아랫배에 힘
을 준 채 천천히 다리를 내린다.

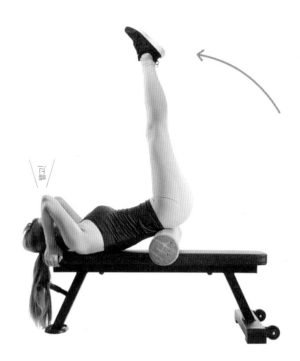

들숨

4 천천히 다리를 들어 올린다. 3~4번 동작을 반
복한다.

플루터 킥

✓ 운동 부위 **하복부(복사근)**

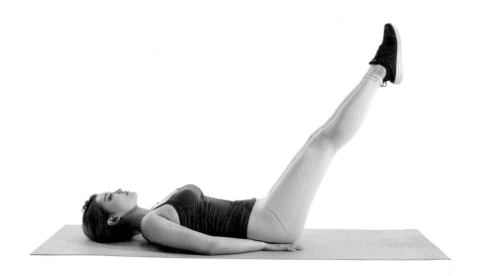

1 바닥에 누워 양발을 45도로 들어 올린 뒤 무릎을 쫙 편다. 이때 양 손바닥은 바닥에 가도록 놓고 엉덩이 밑에 둔다.

TIP!

반동을 이용해서 다리를 들어 올리면 허리를 다칠 수 있으니 주의
하자. 그것만 아니면 이 동작은 똥배 없애기에 최적이다. 뱃살 주변
의 지방을 분해하고 복근을 단단하게 단련시켜주며, 허벅지에 붙어
있는 지방을 사정없이 괴롭혀준다. 동작이 익숙해지면 고개를 배꼽
을 보는 방향으로 들고 동작해보자. 상복부의 힘까지 사용하게 돼
더 효과적이다.

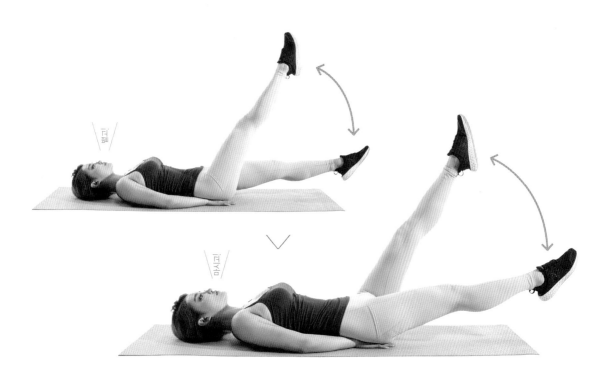

2 허리가 바닥에서 뜨지 않도록 배에 힘을 준 상태로 양
발을 위아래로 빠르게 교차시킨다. 동작 내내 발이 바
닥에 닿지 않도록 한다.

리버스 크런치

✓ 운동 부위 **복부(복직근, 복사근)**

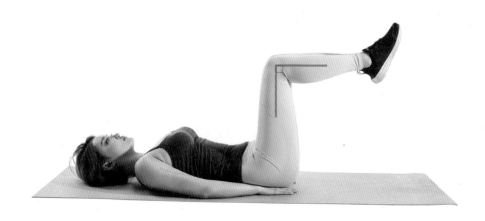

1 바닥에 누워 무릎을 모은 채 구부려 직각으로 들어 올린다. 이때 양 손바닥은 바닥에 가도록 놓고 엉덩이 밑에 둔다.

하체를 들어 올릴 때는 골반을 말아 올려준다는 마음으로 동작한다. 다리를 높게 들고 있는 것만으로도 이미 복근에 자극이 가므로 쉬우면서도 효과적인 동작이다. 기본 '크런치(윗몸 일으키기)'와 함께 병행하면 상복부, 하복부가 골고루 자극되어 더 좋다.

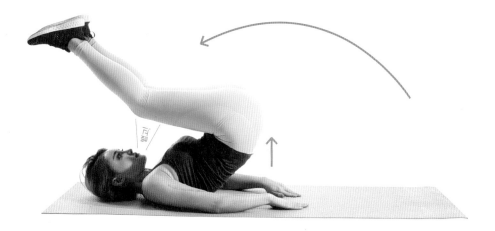

2 무릎이 가슴에 닿게끔 다리를 끌어당긴다는 느낌으로 엉덩이와 허리를 천천히 들어 올린다. 동작 내내 복부를 최대한 수축시킨다.

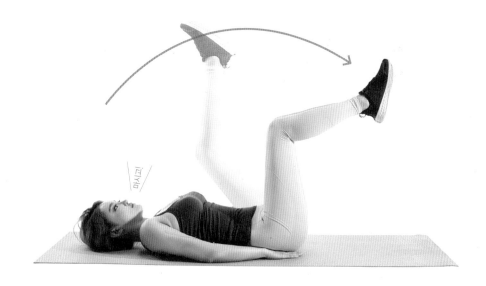

3 복부의 힘으로 허리부터 엉덩이, 꼬리뼈까지 천천히 바닥에 내려준다. 2~3번 동작을 반복한다.

싯 업

✓ 운동 부위 **상복부(복직근)**

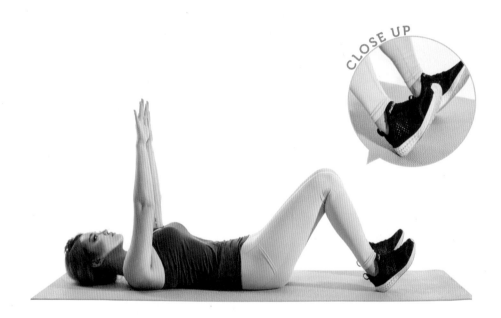

CLOSE UP

1 바닥에 누워 양발을 어깨너비로 벌리고 무릎을 세운
뒤 발끝을 든다. 양팔은 가슴 앞으로 쭉 뻗는다.

복근 운동의 가장 기본 동작이다. 동작 내내 복근에 단단하게 힘을 주고 호흡을 천천히 마시고 뱉으며 운동해야 뱃살을 효과적으로 공격할 수 있다. 목에 힘이 많이 들어가면 수건을 목에 받친 뒤 그 수건을 잡고 진행한다. 최대한 복부의 힘으로 올라오고 내려가는 것이 중요하다.

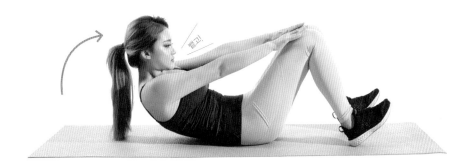

뱉고.

2 복부에 힘을 준 채 등을 둥글게 구부려 상체를 일으킨다. 동시에 양쪽 손끝으로 무릎을 터치한다.

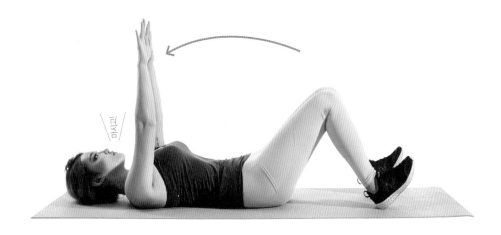

마시고.

3 천천히 눕는다. 2~3번 동작을 반복한다.

143

사이드 플랭크

✓ 운동 부위 **옆구리(요방형근), 척추기립근, 복부(복사근),**
밸런스(코어)

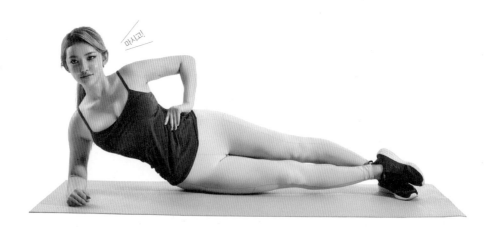

1 바닥에 한쪽 팔꿈치를 대고 옆으로 누운 상태로 시선
은 정면을 본다. 다리는 옆으로 쭉 뻗은 채 꼬아둔다.
이때 바닥의 발이 위로 올라오게 꼰다.

TIP!
척추기립근, 요방형근, 복사근, 외복사근 등 몸의 중심 근육들을 강화시켜주는 동작으로 울룩불룩한 옆구리 라인을 매끈하게 다듬는 데 탁월하다. 어깨에 기대거나 상체만 세우는 식이면 효과가 없다. 반드시 옆구리에 힘을 주고 몸통을 위로 쭉 들어 올려야 한다. 팔꿈치가 아프면 밑에 수건을 대고 한다.

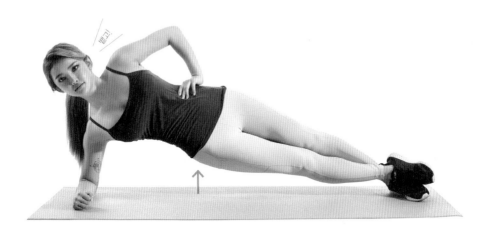

2 바닥에 닿은 발과 팔꿈치, 옆구리의 힘으로 몸을 들어 올린다. 어깨에 기대지 말고 귀와 어깨의 거리는 최대한 멀리 유지하자.

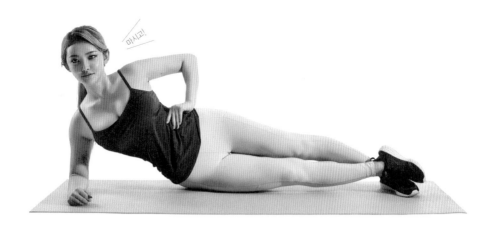

3 천천히 몸을 내린다. 2~3번 동작을 반복한 뒤 반대쪽도 같은 방법으로 진행한다.

트위스트 싯 업

✓ 운동 부위 **상복부(복직근), 밸런스(코어)**

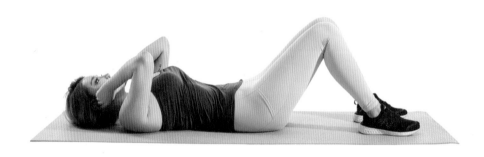

1 바닥에 누워 무릎을 세우고 발꿈치로 바닥을 꾹 누른
다. 양손은 귀 옆에 살짝 얹어둔다.

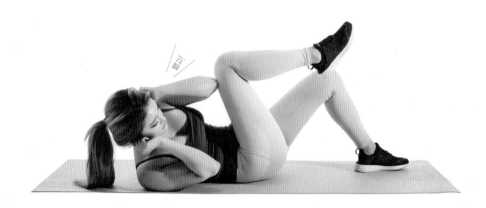

2 배꼽 쪽으로 복부를 말아 올린다는 느낌으로 상체를
든다. 동시에 몸통을 비틀어 왼쪽 팔꿈치와 오른쪽 무
릎(또는 허벅지)을 당겨 터치한다.

TIP!

기존 '싯 업(p.142)'의 변형 동작으로 상복부 강화, 체지방 감소는 물론
이고 몸을 비트는 동작에서 옆구리 살을 괴롭혀 허리를 날렵하게 만
들어 주는 효과가 있다. 목만 당겨 올리면 목 뒤쪽에 통증이 올 수도
있다. 상복부의 힘을 최대한 활용해 상체 윗면을 들어 올린다는 느낌
이어야 한다.

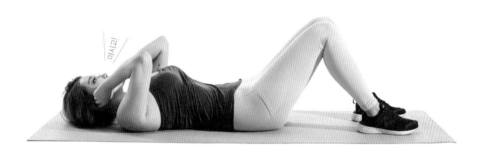

3 천천히 원위치한다.

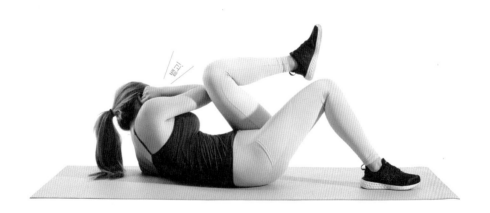

4 2번과 같은 방식으로 반대쪽 팔꿈치와 무릎을 터치한다. 1~4번 동작을 반복한다.

다리 뻗어 트위스트 싯 업

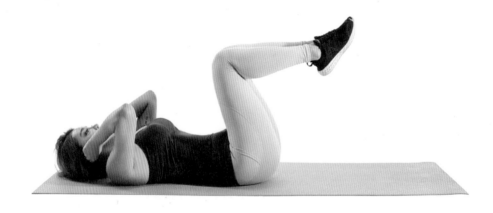

1 바닥에 누워 무릎을 모은 채 구부려 들어 올린다. 양손
은 귀 옆에 살짝 얹어둔다.

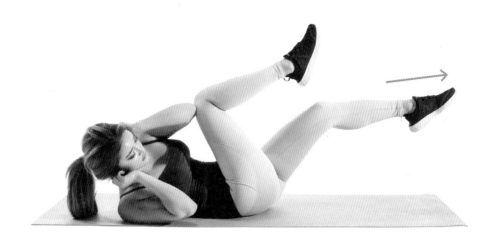

2 몸통을 비틀어 왼쪽 팔꿈치와 오른쪽 무릎을 당겨 터치한다. 반대쪽 다리는 대각선으로 쭉 편다.

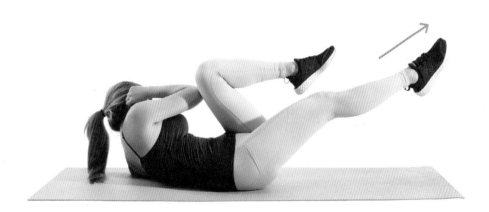

3 2번과 같은 방식으로 반대쪽 팔꿈치와 무릎을 터치한다. 2~3번 동작을 반복한다.

사이드 크런치

✓ 운동 부위 **옆구리**(외복사근)

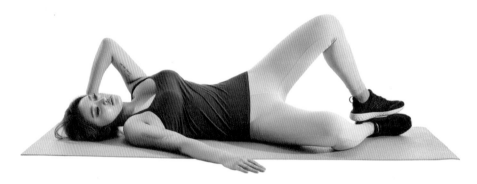

1 몸을 45도 옆으로 기대 누운 뒤 오른쪽 팔은 앞으로 쭉 뻗고, 오른쪽 다리는 접어서 바닥에 내려둔다. 왼손은 귀 옆에 살짝 얹어두고 왼쪽 무릎은 접어서 세워둔다. 양발이 서로 맞닿아 있게 한다.

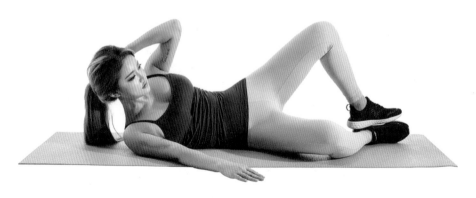

2 상체를 살짝 들어 올린다.

외복사근을 단련하는 대표적인 동작이다. 울룩불룩 튀어나
온 옆구리 튜브살이 고민인 분들에게 반드시 추천하는 동작
이기도 하다. 바닥의 팔꿈치가 아닌 옆구리 힘으로 상체를
들고 내려야 제대로 된 자극을 느낄 수 있다.

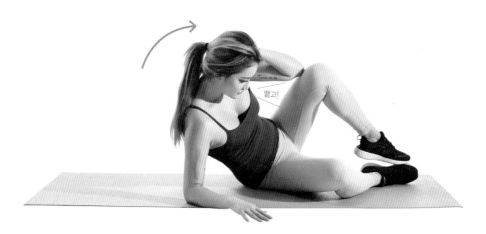

3 상체를 최대한 옆으로 들어 올려 왼쪽 팔꿈치로 왼쪽
무릎을 터치한다. 닿는 것이 힘들면 최대한 가까이에
둔다고 생각하며 상체를 들어 올리자.

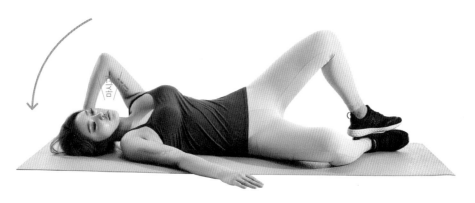

4 툭 떨어지지 말고 옆구리 힘으로 천천히 상체를 바닥
으로 내린다. 2~4번 동작을 반복한 뒤 반대쪽도 같은
방식으로 진행한다.

사이드 백 스트레치

✓ 운동 부위 **옆구리(복사근)**

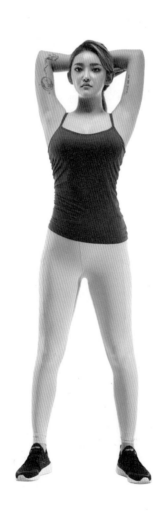

1 다리를 어깨너비로 벌리고 서서 양쪽 팔꿈치를 접어 머리 뒤에 포개둔다.

▽ TIP!

쉬워 보이지만 따라해 보면 상당히 힘들다. 상체와 함께 머리도 45
도 회전한 상태에서 기울여야 한다. 숨을 들이마신 상태로 참고 상
체를 기울였다가 입으로 길게 천천히 내쉬면서 복근의 힘으로 원위
치해야 제대로 자극을 느낄 수 있다.

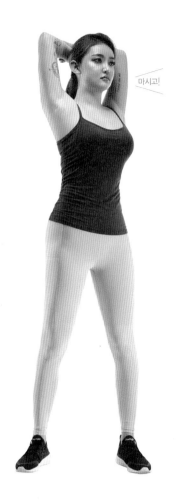

마시고!

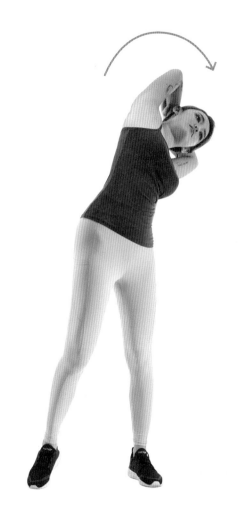

2 가슴이 왼쪽 대각선 방향으로 향하도록 상체
만 왼쪽으로 튼다.

3 왼쪽 팔꿈치 방향으로 상체를 기울인다. 2~3번
동작을 반복한 뒤 반대쪽도 같은 방식으로 실시
한다.

153

트위스트 킥

✓ 운동 부위 **옆구리(복사근), 상복부(복직근)**

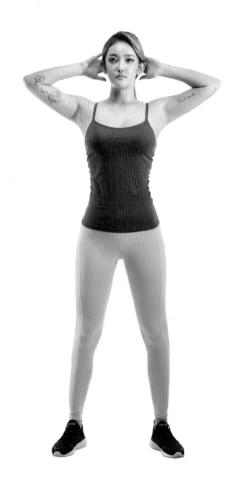

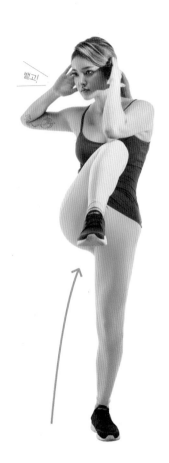

뺄고!

1 다리를 어깨너비로 벌리고 서서 양쪽 손끝을
귀 옆에 댄다.

2 몸통을 비틀어 왼쪽 팔꿈치와 오른쪽 무릎을
가슴 방향으로 당겨 터치한다.

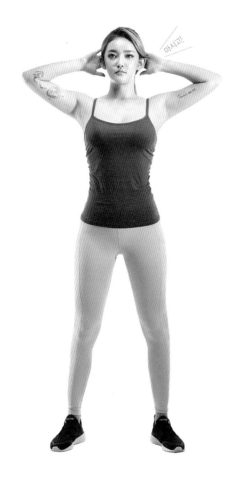

마시고.

뱉고.

3 천천히 원위치한다.

4 2번과 같은 방식으로 반대쪽 팔꿈치와 무릎
을 터치한다. 2~4번 동작을 반복한다.

상체
집중

대부분의 여성들은 상체운동의 중요성을 간과한 채 복부나 하체에만 치중하곤 한다. 예쁜 몸의 팔할은 균형이다. 어느 한 곳에만 집중해서는 균형 잡힌 몸을 가질 수 없다. 더군다나 여자라면 탄력 있는 봉긋한 가슴과 옷태를 살리는 직각 어깨와 팔 라인, 움푹 파인 쇄골이 얼마나 자신을 멋지고 예쁘게 만들어 주는지 잘 알고 있을 터. 그렇기에 상체운동을 더더욱 게을리 해서는 안 된다. '상체운동을 하면 어깨가 넓어지진 않을까요?' 혹은 '덩치가 커 보이면 어쩌죠?'와 같은 질문은 접어두자. 대회를 준비하는 선수들도 정말 집중 마크해 몸을 만들지 않는 이상 과하게 몸이 커지지 않는다. 목표를 가지고 꾸준히만 따라온다면 빠른 시일 내로 글래머러스한 상체를 만들 수 있을 것이다.

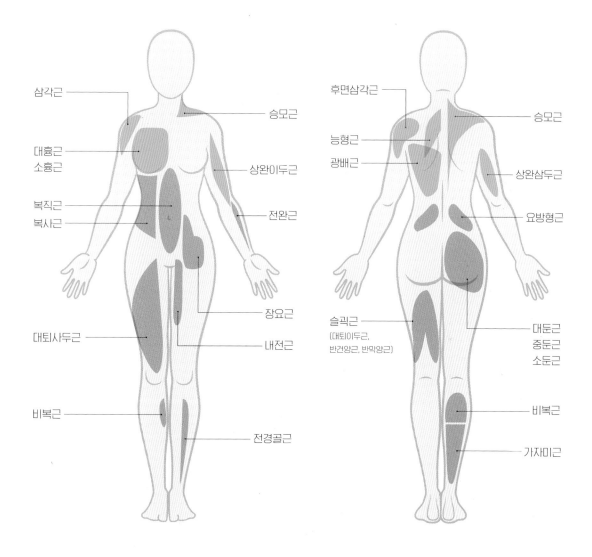

삼각근

승모근

대흉근
소흉근

상완이두근

복직근
복사근

전완근

장요근

대퇴사두근

내전근

비복근

전경골근

후면삼각근

승모근

능형근
광배근

상완삼두근

요방형근

슬괵근
(대퇴이두근,
반건양근, 반막양근)

대둔근
중둔근
소둔근

비복근

가자미근

| 주요 근육(앞)

| 주요 근육(뒤)

바벨 숄더 프레스

✓ 운동 부위 **어깨(삼각근)**

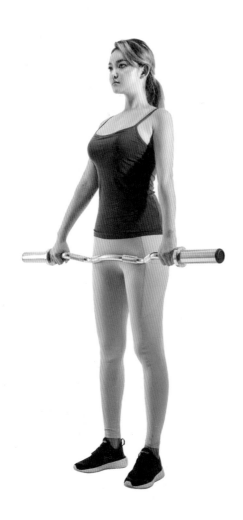

1 다리를 어깨너비로 벌리고 서서 허리와 등을
곧게 펴고 양손으로 바벨을 잡는다.

바벨은 기본 무게가 10~15kg부터 시작된다. 운동 초보자라면 바벨 한 번 드는 것도 어려울 수 있다. 한 번에 횟수를 다 채우려 하지 말고 자신의 역량만큼 나눠서 채워도 된다. 가슴을 펴고 견갑골을 뒤로 젖힌 상태로, 다시 말해 어깨를 한껏 펴고 내린 상태로 바벨을 들어야 승모근이 개입되지 않는다. 바벨을 머리 위로 뻗어 올릴 때 승모근에 힘이 들어가기 쉬우므로 이를 주의해야 예쁜 어깨 라인을 만들 수 있다.

CLOSE UP

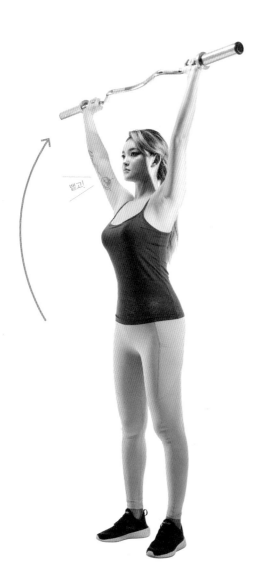

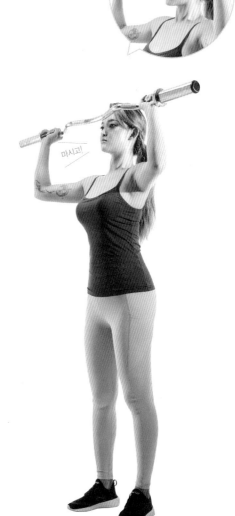

2 양손을 머리 위로 쭉 뻗어 올린다.

3 바벨을 눈썹 높이까지 천천히 내린다. 2~3번 동작을 반복한다.

덤벨 숄더 프레스 스쿼트

✓ 운동 부위 **어깨**(삼각근), **허벅지**(대퇴사두근, 슬괵근),
　　　　　엉덩이(둔근)

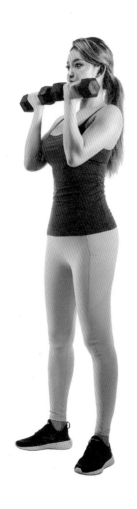

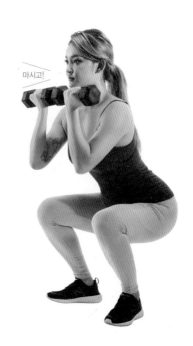

마시고!

1 　다리를 어깨너비로 벌리고 서서 허리와 등을
　곧게 편다. 양손에 각각 덤벨을 들고 팔꿈치
　를 접어 손바닥이 얼굴을 향하도록 둔다.

2 　스쿼트 자세로 앉는다.

TIP!

상반신과 하반신을 동시에 움직임으로써 신진대사가 원활해지고 전신 체지방이 분해되며, 탄력을 더해주는 동작이다. 팔의 근력이 부족한 사람은 가벼운 덤벨부터 시작해 조금씩 무게를 늘려가자. 맨손으로 해도 좋다. 일어날 때는 위에서 양팔을 쑥 당긴다는 느낌으로, 하체 힘을 사용해 덤벨을 들어 올린다. 양팔은 최대한 귀에 밀착시켜야 승모근의 개입 없이 어깨 근육이 자극돼 예쁜 라인을 만들 수 있다.

뱉고!

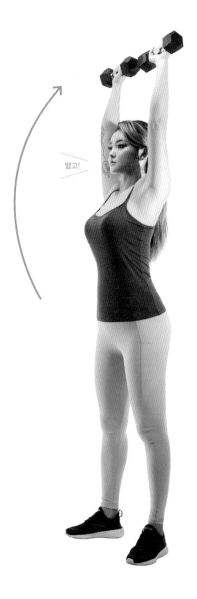

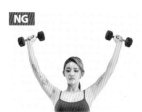

NG

양팔이 옆으로 벌어지면 안 된다!

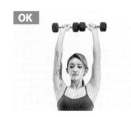

OK

양팔은 일자로 들어 올린다!

3 빠르게 일어나면서 덤벨을 머리 위로 쑥 들어 올린다. 동시에 손바닥이 정면을 향하도록 손목을 안쪽으로 돌린다. 2~3번 동작을 반복한다.

사이드 레터럴 레이즈

✓ 운동 부위 **어깨(삼각근)**

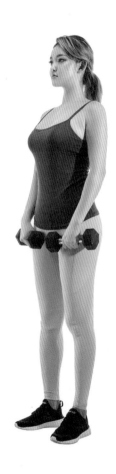

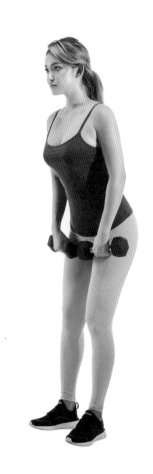

1 다리를 골반너비로 벌리고 서서 양손에 덤벨을 들고 허리와 등은 곧게 편다.

2 상체를 15도 정도 앞으로 숙인다.

TIP!

어깨 측면 삼각근을 단련하는 동작으로 어깨가 좁은 사람. 그래서 얼굴이 상대적으로 커 보이는 사람들에게 추천한다. 단순히 팔을 들고 내리는 것이 중요한 게 아니라 동작을 할 때 어깨에 자극이 오는지 체크하면서 시행해야 효과가 있다. 라운드 숄더인 사람은 덤벨을 잡은 손의 엄지가 위를 바라보도록 세로로 쥐는 것이 좋다. 그리고 덤벨을 쥐고 있는 양손에 힘을 꽉 준 상태로 동작해보자. 아마 더 많은 자극을 느낄 수 있을 것이다.

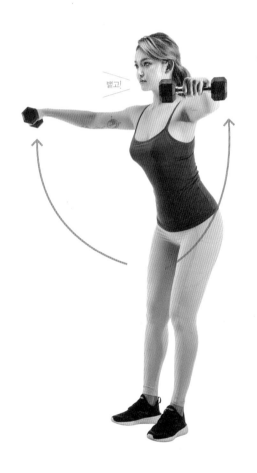

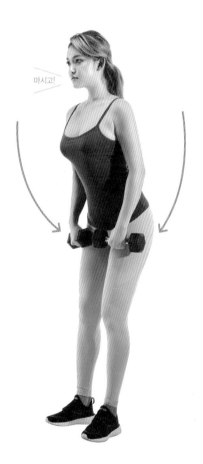

3 팔을 어깨 높이까지 들어 올린다. 이때 손이 아닌 팔꿈치를 들어 올린다고 생각하면 어깨의 힘을 이용할 수 있다. 여기에 포인트를 둔다.

4 어깨에 자극이 오는지 느끼면서 양팔을 천천히 내린다. 3~4번 동작을 반복한다.

엑스터널 오브 니

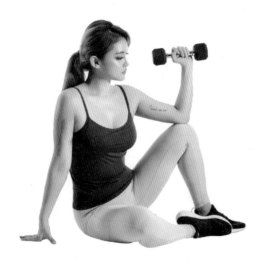

1 양반다리로 앉아서 한쪽 무릎을 세운 뒤 무릎 위에 팔꿈치를 얹는다. 이 손에 덤벨을 들고, 반대쪽 손은 바닥을 받쳐 몸을 지지한다.

본격적인 어깨운동 전 워밍 업으로 좋은 동작이다. 굳은 어깨
의 가동성을 높여 원활하게 만들어준다. 덤벨의 무게는 욕심내
서 무거운 걸 들기보다 1~3kg 정도가 적당하다.

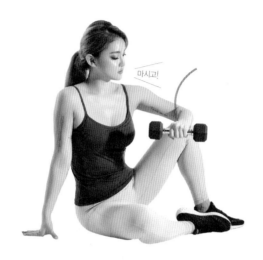

2 덤벨 든 손을 천천히 앞으로 기울인다.

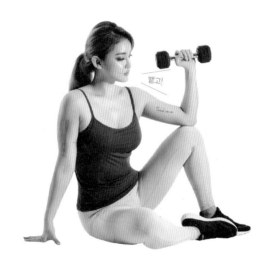

3 천천히 제자리로 돌아간다. 2~3번 동작을 반복한 뒤
반대쪽도 같은 방식으로 진행한다.

벤트 오버 덤벨 레터럴 레이즈

✓ 운동 부위 **어깨(삼각근)**

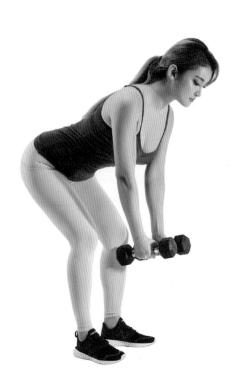

1 다리를 어깨너비로 벌리고 서서 양손에 각각 덤벨을 들고 허리와 등은 곧게 편 상태로 상체를 90도에 가깝게 숙인다. 이때 무릎을 약간 구부려 무게 중심을 뒤쪽으로 보내야 허리에 부담이 가지 않는다.

TIP!
'사이드 레터럴 레이즈(p.162)'는 좀 더 어깨 측면의 삼각근을 자극하는 동작이고, 해당 동작은 상체를 숙이고 하는 동작이기 때문에 후면삼각근까지 골고루 자극된다. 자극 범위가 더 넓은 업그레이드 동작이라고 보면 쉽다. 덤벨을 쥐고 있는 손에 힘을 풀지 않고 유지하면 어깨에 자극이 더 많이 가 예쁜 직각 어깨를 만들 수 있다.

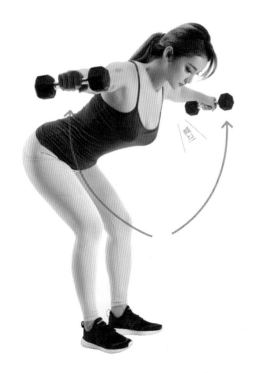

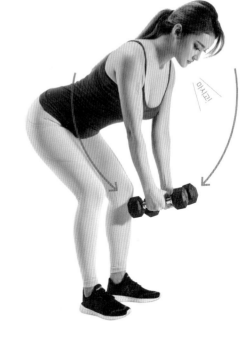

2 어깨 힘을 이용해서 덤벨을 양옆으로 어깨 높이까지 올려 양팔이 바닥과 수평에 가깝게 든다. 이때 팔이 아닌 어깨 힘으로 들어 올리는 것이 포인트다.

3 어깨에 자극이 오는지 느끼면서 양팔을 천천히 내린다. 2~3번 동작을 반복한다.

프론트 레이즈

✓ 운동 부위 **어깨(삼각근)**

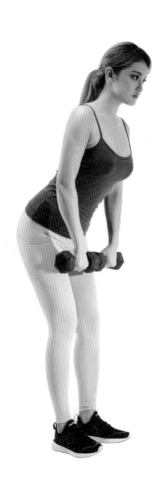

1 다리를 골반너비로 벌리고 서서 양손에 각각 덤벨을 들고 허리와 등은 곧게 편 상태로 상체를 15도 정도 숙인다. 팔을 쫙 편 상태에서 팔꿈치를 살짝만 구부려 허벅지 앞에 놓고, 무릎을 약간 구부려 무게 중심을 뒤쪽으로 보내야 허리에 부담이 가지 않는다.

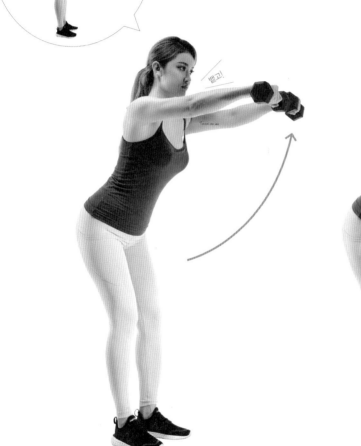

TIP!
어깨부터 팔까지 내려오는 라인을 예쁘게 만들어 주는 동작이다. 전면 삼각근을 골고루 사용한다. 어깨부터 팔꿈치 라인을 위로 들어 올린다는 느낌으로 반복하자. 특히 덤벨을 쥔 손목을 안쪽으로 살짝 돌려 팔꿈치를 살짝 구부린 상태로 동작하면 운동 효과가 더 높아진다.

SIDE

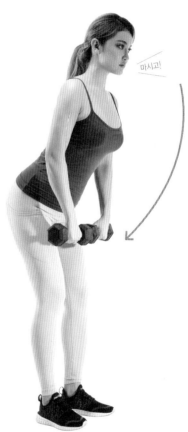

2 덤벨을 어깨 높이까지 빠르게 훅 들어 올린다.

3 덤벨을 천천히 내린다. 2~3번 동작을 반복한다.

밴드 풀 다운

✔ 운동 부위 **등(광배근, 하부 승모근), 어깨(삼각근)**

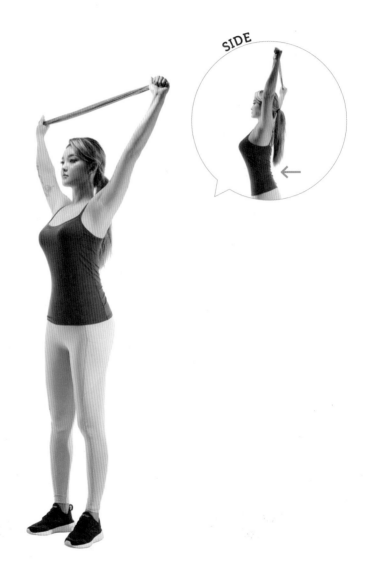

SIDE

1 다리를 골반너비로 벌리고 서서 허리와 등을 곧게 편다. 양 손으로 밴드 양끝을 잡고 머리 위로 쭉 뻗는다. 이때 밴드 가 머리 뒤로 살짝 넘어가도록 둔다.

등이 굽은 사람(라운드 숄더)들에게 추천한다. 굽은 등을 펴거나 등살을 빼고 싶다면 등을 뒤로 젖혀 활처럼 휘게 만드는 동작(신전)을 수시로 반복해주는 것이 좋다. 특히 밴드를 좁게 잡은 뒤 양 옆으로 쭉 늘인 채로 동작(힘이 더 많이 들어간다)을 하면 말린 어깨가 펴지고 근력이 강화되어 탄력 있고 예쁜 어깨를 가질 수 있게 된다.

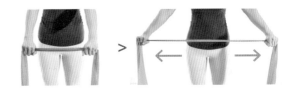

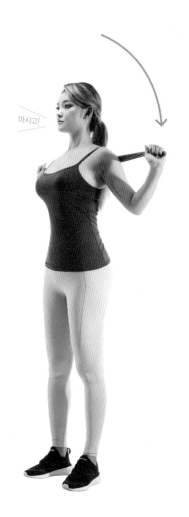

마시고!

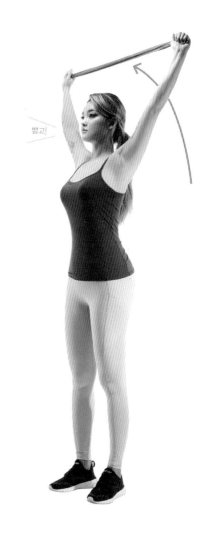

뱉고!

2 양팔을 천천히 뒤로 최대한 당겨 내린다. 날개뼈에 자극이 오면서 뒤로 접히는 듯한 느낌이 들어야 한다.

3 양팔을 빠르게 훅 들어 올린다. 2~3번 동작을 반복한다.

덤벨 W 레이즈

✓ 운동 부위 **등(능형근, 중부 승모근)**

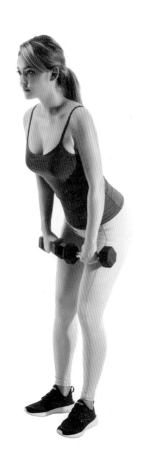

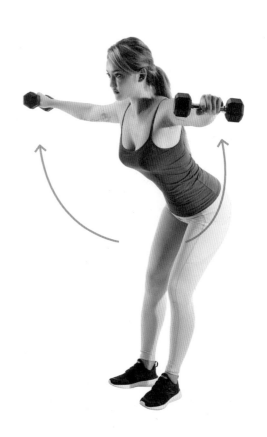

1 다리를 골반너비로 벌리고 서서 가슴과 등을 편 상태로 상체를 앞으로 살짝 숙인다. 양손에 각각 덤벨을 들고 허벅지 앞에 둔다.

2 손등이 위를 향하게 한 상태로 양팔을 어깨 높이까지 들어 올린다. 팔꿈치는 살짝 구부린 상태로 둔다.

TIP!

가운데 등 라인의 근육(능형근)과 하부 승모근이 약하면 견갑에 힘이 없어 뜨게 되고, 삼각이 앞으로 말리면서 구부정해지며 흉근이 타이트해져 어깨가 안으로 말리는 라운드 숄더가 된다. 이들 근육을 강화시켜야 사전에 방지할 수 있다. 해당 동작을 꾸준히 따라하면 등에 붙은 지방이 연소되고 등에 라인이 생긴다. 이미 라운드 숄더인 사람의 경우 손등이 아닌 엄지가 천장을 향하도록 덤벨을 세로로 쥔 상태로 동작하자.

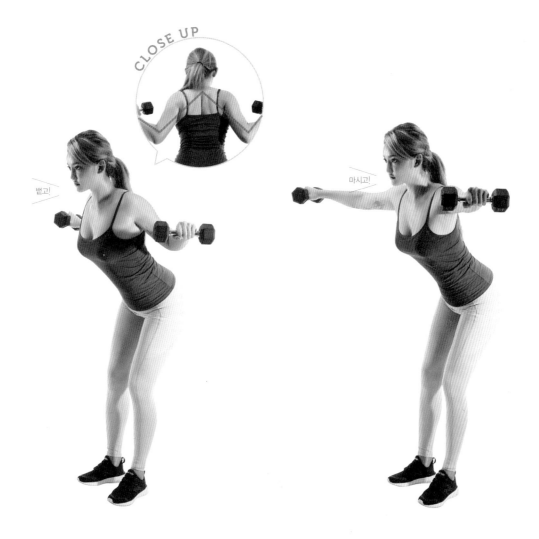

CLOSE UP

뺄고!

마시고!

3 팔꿈치를 빠르게 훅 뒤로 당긴다. 가슴은 앞으로 당긴다는 느낌을 유지한 채 양쪽 날개뼈를 서로 붙이겠다는 의지로 힘껏 당긴다.

4 천천히 제자리로 돌아간다. 2~3번 동작을 반복한다.

덤벨 로우

✓ 운동 부위 **등(광배근, 능형근, 중부 승모근)**

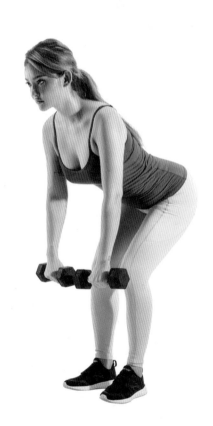

1 다리를 어깨너비로 벌리고 서서 양손에 각각 덤벨을 들고 가슴과 등은 곧게 편 상태로 상체를 45도 정도 숙인다. 이때 손등은 정면을 향하게 둔다.

▽ TIP!

덤벨을 들어 올릴 때는 팔꿈치를 등 뒤로 젖힌다는 느낌으로 당겨야 한다. 중요한 건 팔꿈치를 천장을 향해 올리지 않고, 꼬리뼈 쪽으로 당겨야 한다는 것이다. 천장을 향해 올리면 상부승모근이 발달되기 쉬우므로 조심해야 한다.

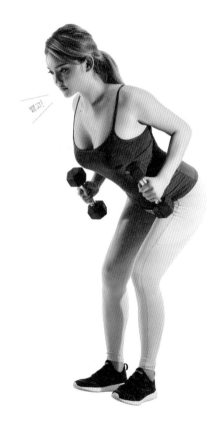

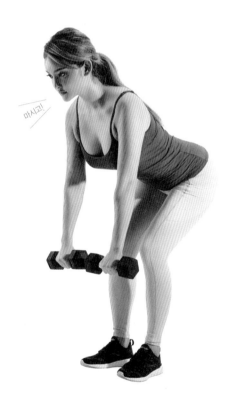

2 양쪽 팔꿈치를 등 뒤로 빠르게 훅 당긴다. 팔꿈치를 최대한 안으로 붙이려고 노력하자. 동작 내내 가슴은 편 상태를 유지해야 등에 자극이 제대로 간다.

3 천천히 제자리로 내린다. 2~3번 동작을 반복한다.

원 암 덤벨 로우

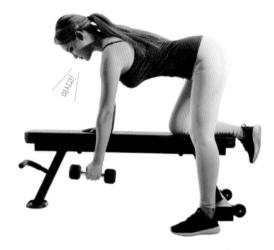

1 벤치에 오른쪽 무릎과 오른손을 대고 등을 곧게 펴서 바닥
과 수평이 되도록 엎드린다. 왼발은 바닥을 지지하고, 왼손
에 덤벨을 들고 팔을 최대한 바닥으로 늘어뜨린다.

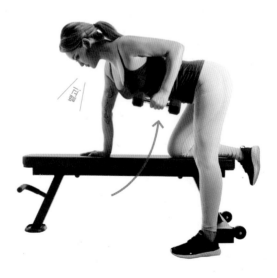

2 덤벨을 등 뒤로 빠르게 훅 당긴다.

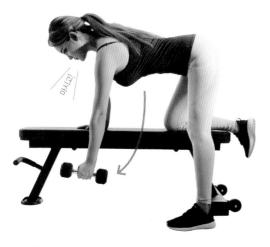

덤벨

TIP!
기존의 '덤벨 로우'는 시선을 바닥에 고정한 뒤 진
행하지만 해당 동작의 경우 한 단계 업그레이드
버전이다. 기존 동작에 더해 팔꿈치를 뒤로 당기
면서 같은 방향으로 상체와 머리, 시선까지 함께
움직여 등 근육을 더 깊이 자극시키는 것이다.

3 천천히 덤벨을 내린다.

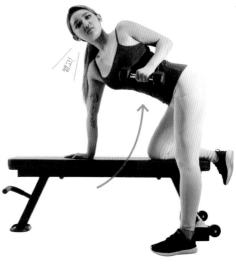

덤벨

4 덤벨을 등 뒤로 빠르게 훅 당기는 동시에 상
체도 들어 올린다.

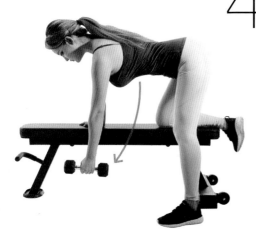

5 천천히 덤벨을 내려 제자리로 돌아간다. 2~5번 동작을
반복한 뒤 반대쪽도 같은 방식으로 진행한다.

바벨 체스트 프레스

✓ 운동 부위 **가슴(대흉근)**

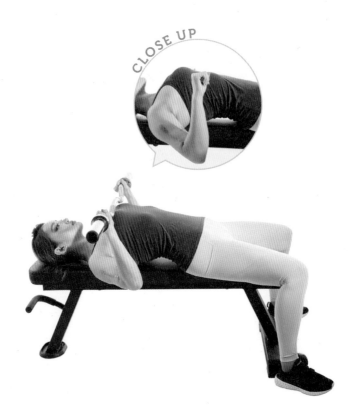

CLOSE UP

1 벤치(또는 바닥)에 등을 대고 누운 뒤 견갑골을 뒤로 젖혀 내리고 양손으로 바벨 양끝을 잡아 가슴 위쪽에 살짝 얹어둔다. 이때 가슴을 팽창시키듯 앞으로 내밀어 허리가 바닥에서 뜨게 한다.

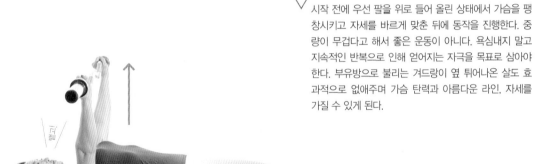

TIP!

시작 전에 우선 팔을 위로 들어 올린 상태에서 가슴을 팽창시키고 자세를 바르게 맞춘 뒤에 동작을 진행한다. 중량이 무겁다고 해서 좋은 운동이 아니다. 욕심내지 말고 지속적인 반복으로 인해 얻어지는 자극을 목표로 삼아야 한다. 부유방으로 불리는 겨드랑이 옆 튀어나온 살도 효과적으로 없애주며 가슴 탄력과 아름다운 라인, 자세를 가질 수 있게 된다.

2 가슴을 수축시킨다는 느낌으로 바벨을 들어 올린다.

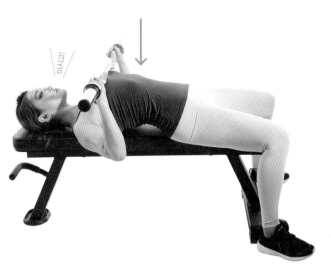

3 천천히 바벨을 내린다. 2~3번 동작을 반복한다.

179

덤벨 플라이

✓ 운동 부위 **가슴**(대흉근)

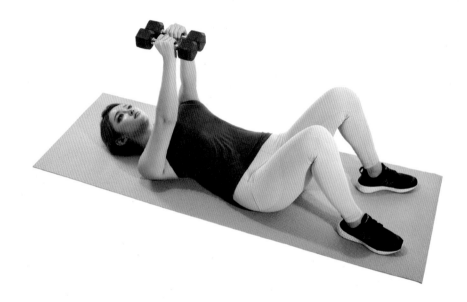

1 바닥에 누워 양손으로 각각 덤벨을 잡고 가슴과 수직이 되도록
들어 올린다. 덤벨은 공중에서 가슴 위에 모아두고 팔꿈치는 살
짝 구부려도 괜찮다. 동작 내내 가슴을 팽창시키면 허리는 바닥
에서 살짝 띄운 상태가 될 것이다.

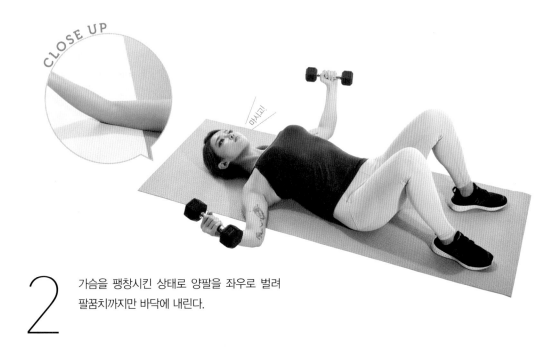

TIP!

처진 가슴을 모아주고 탄력을 더해주는 데 효과적인 동작이다. 덤벨이 무거워야 운동 효과가 커지는 것은 아니니 중량은 무리하지 않는 선에서 정한다. 팔을 당겨 올릴 때는 O자로 포옹하듯이 동작해 가슴 근육을 꽉 조인다.

CLOSE UP

마시고!

2 가슴을 팽창시킨 상태로 양팔을 좌우로 벌려 팔꿈치까지만 바닥에 내린다.

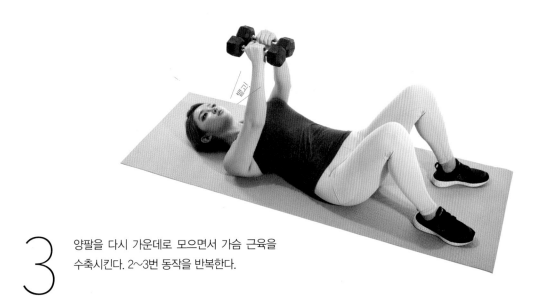

뱉고!

3 양팔을 다시 가운데로 모으면서 가슴 근육을 수축시킨다. 2~3번 동작을 반복한다.

덤벨 트라이셉스 익스텐션

✓ 운동 부위 **팔(상완삼두근)**

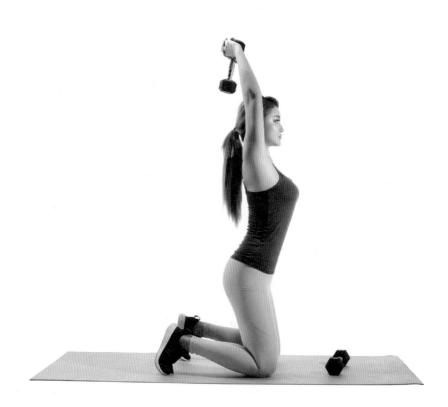

1 무릎으로 선 뒤 허리와 가슴을 곧게 편다. 덤벨의 헤드
부분을 양손으로 포개어 잡고 머리 위로 들어 올린다.

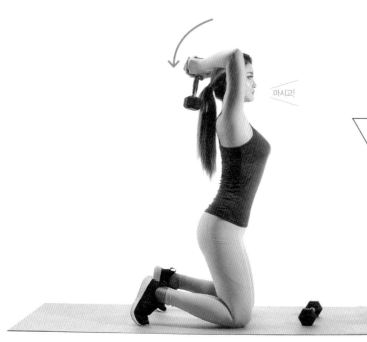

마시고!

TIP!
힘없이 빨리 훅 내리기보다는 천천히 저항을 느끼며 팔을 접어 내렸다가 천천히 숨을 내쉬며 정수리 위로 팔을 쭉 펴준다. 팔뚝에 살이 많은 유형에게 추천하는 운동이다.

2 어깨부터 팔꿈치까지 흔들리지 않도록 주의하며, 팔꿈치만 머리 뒤로 구부려 덤벨을 천천히 내린다.

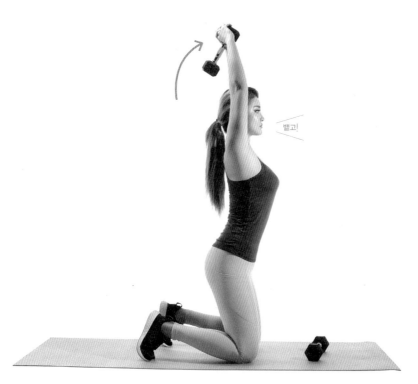

뱉고!

3 마찬가지로 팔뚝이 흔들리지 않도록 주의하면서 천천히 덤벨을 들어 올린다. 2~3번 동작을 반복한다.

원 암 트라이셉스 익스텐션

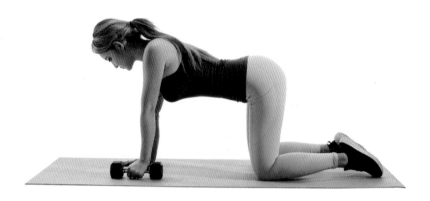

1 무릎을 바닥에 대고 엎드린 뒤 한 손으로 덤벨을 잡는다.

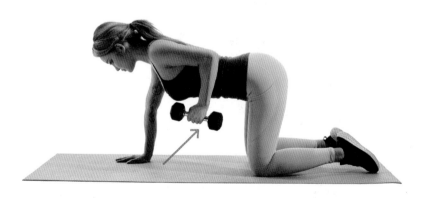

2 덤벨을 쥔 팔의 팔꿈치를 직각으로 구부려 옆구리에
고정시킨다.

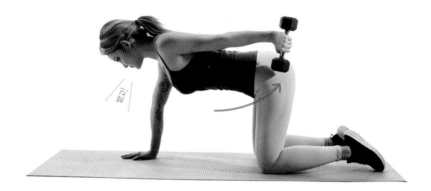

3 팔꿈치를 쭉 펴서 덤벨을 들어 올린다. 팔이 바닥과 수
평이 되는 높이면 된다.

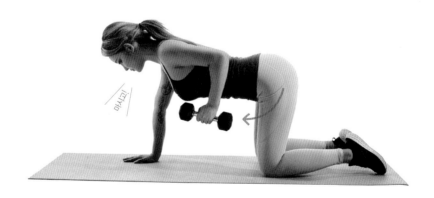

4 팔뚝이 움직이지 않게 주의하면서 다시 천천히 팔꿈치
를 직각으로 구부린다. 3~4번 동작을 반복한 뒤 반대
쪽도 같은 방법으로 진행한다.

덤벨 킥 백

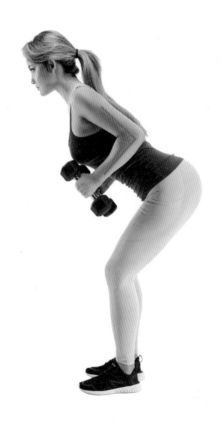

1 다리를 골반너비로 벌리고 서서 가슴과 등을 편 상태로
상체를 앞으로 45도 숙인다. 양손에 각각 덤벨을 들고
무릎을 살짝 구부린 뒤 무게 중심을 살짝 뒤쪽에 둔다.

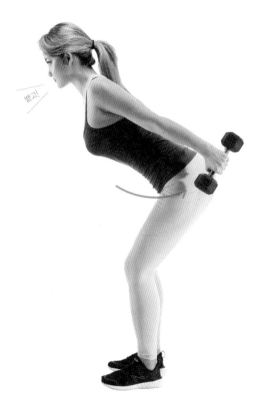

뺄고!

2 양팔을 뒤로 쭉 밀어내듯이 뻗는다.

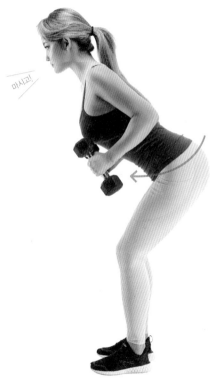

마시고!

3 팔뚝이 움직이지 않게 주의하면서 팔꿈치를
직각으로 구부린다. 2~3번 동작을 반복한다.

라잉 트라이셉스 익스텐션

✓ 운동 부위 **팔(상완삼두근)**

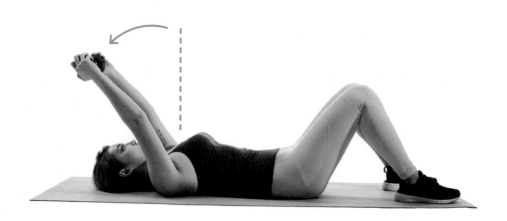

1 바닥에 누워 무릎을 세운 뒤 덤벨 양끝을 잡고 머리 위 대각선으로 들어 올린다. 동작 내내 허리는 바닥에서 살짝 띄운 상태로 둔다.

팔을 머리 위 대각선으로 들어 올리게 되면 그냥 천장 위, 일직선으로 들어 올릴 때보다 더 저항이 커지게 된다. 팔뚝의 힘을 더 사용하게 된다는 뜻이다. 동작 중에 집중력이 떨어지고 최대치로 고통이 느껴지는 순간엔 멈추지 말고 팔 위치를 대각선에서 일직선으로 옮겨 동작을 이어가자. 이 고통스러운 순간을 이어가야 좀 더 빨리 날씬하고 예쁜 라인을 만날 수 있게 된다.

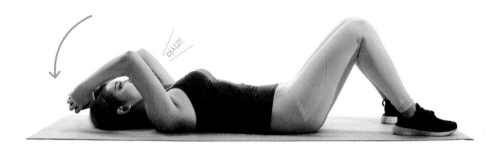

2   팔뚝 위치는 고정한 채 팔꿈치만 구부려 덤벨을 머리 위로 넘긴다.

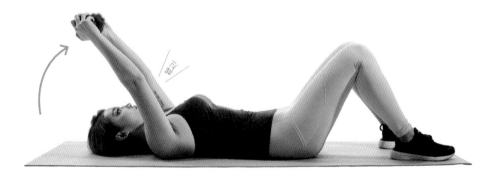

3   팔뚝이 움직이지 않게 주의하면서 구부렸던 팔꿈치를 펴 덤벨을 들어 올린다. 2~3번 동작을 반복한다.

전신 집중

제대로 몸을 만들고자 한다면 무산소운동과 유산소운동을 적절히 골고루 병행해야 효과가 높다. 유산소운동은 큰 근육을 사용해 전신을 규칙적으로 움직이는 운동으로 오랜 시간 지속적으로 산소를 섭취하며 하는 운동을 말한다. 걷기, 달리기, 수영 등과 같은 단순하지만 반복적인 동작을 꾸준히 하게 되면 심폐 기능이 향상되어 체력이 길러지고 지방까지 활활 태울 수 있다. 반면 무산소운동은 자신의 체중을 이용하거나 덤벨, 바벨 등을 이용해 짧은 시간, 강한 힘을 사용하는 웨이트 트레이닝을 말한다. 유산소운동으로 체지방을 분해하고 무산소운동으로 근육을 늘려주는 일을 병행하면 균형 있는 몸매를 가꿀 수 있다. 전신 집중 파트에서는 유산소운동 위주의 동작으로 구성했다. 앞서 소개한 부위별 근력운동과 더불어 꼭 1~2동작씩 추가해 전신의 체지방을 활활 태워보길 바란다.

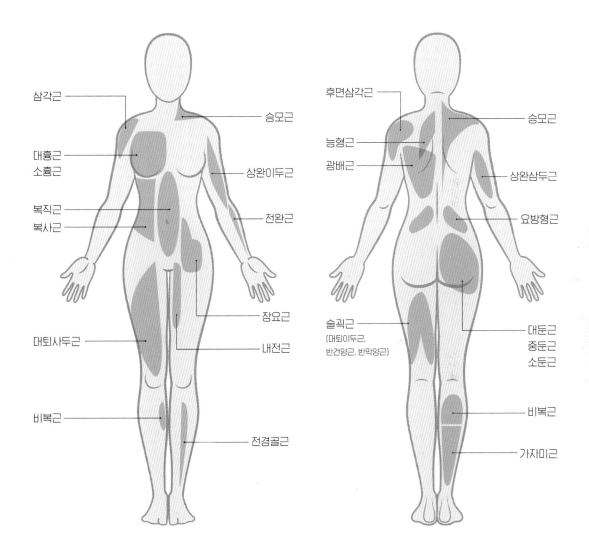

삼각근

승모근

대흉근
소흉근

상완이두근

복직근

복사근

전완근

장요근

대퇴사두근

내전근

비복근

전경골근

│ 주요 근육(앞)

후면삼각근

승모근

능형근
광배근

상완삼두근

요방형근

슬괵근
(대퇴이두근,
반건양근, 반막양근)

대둔근
중둔근
소둔근

비복근

가자미근

│ 주요 근육(뒤)

스피드 런

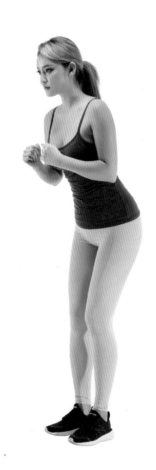

1 바로 서서 상체를 앞으로 약간 숙이고 달리기 준비
자세를 취한다.

장시간 앉아있는 사람들은 장요근의 힘이 부족하다. 장요근의 힘이 부족하면 계단을 올라갈 때 생각보다 다리가 높게 접히지 않아 헛디딘다든지 하는 일이 자주 생긴다. 그런 사람에게 적격인 운동이다. 장요근의 힘을 키워줄 수 있으며 더욱이 제2의 심장이라고 불리는 종아리 근육인 비복근의 활성화로 혈액순환을 원활하게 만들어 부종은 물론 지방까지 단시간에 태워준다.

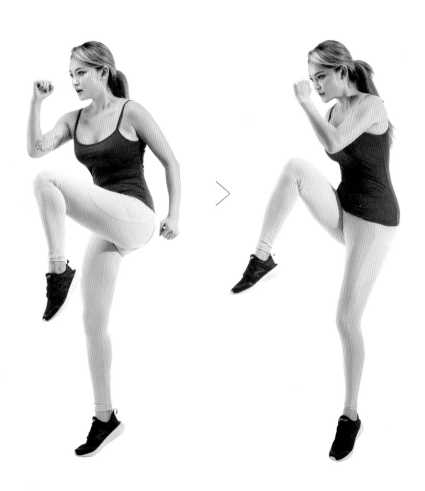

2 코로 숨을 들이마시고 입으로 내쉬면서 30초간 있는 힘껏 제자리 뛰기를 한다. 숨은 참으면 안 된다. 이때 무릎을 최대한 배에 붙인다는 생각으로 실시한다.

플랭크 잭

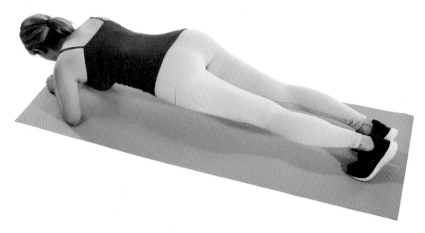

1 바닥에 팔꿈치를 대고 엎드린다. 팔꿈치는 어깨너비, 양발은 골반너비로 벌린다.

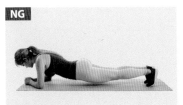

허리가 몸통보다 내려가면 안 된다!

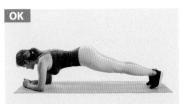

엉덩이를 몸통보다 살짝 위로 들면 편하다!

코어 힘을 길러주고 뱃살 제거에 매우 효과적인 플랭크 동작에 점프를
더해 칼로리 소모를 높였다. 가볍게 발만 점프하듯이 동작하고 동작 내
내 허리가 몸통보다 아래로 내려가지 않도록 주의한다. 허리의 힘이 부
족할 때는 엉덩이를 약간 위로 올려서 실시하면 조금 수월하다.

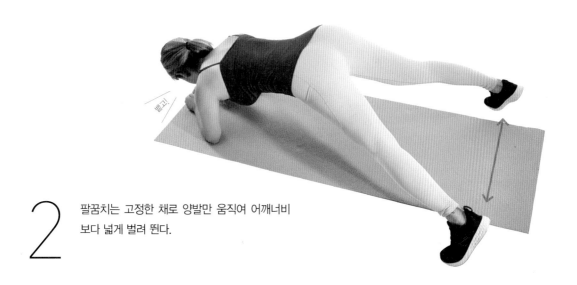

2 팔꿈치는 고정한 채로 양발만 움직여 어깨너비
보다 넓게 벌려 뛴다.

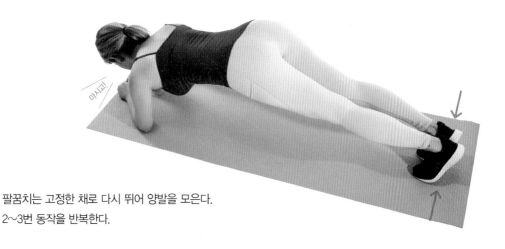

3 팔꿈치는 고정한 채로 다시 뛰어 양발을 모은다.
2~3번 동작을 반복한다.

점핑 잭

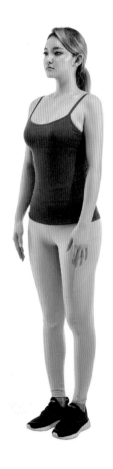

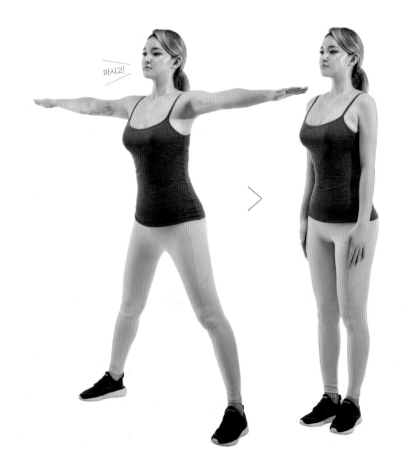

1 차렷 자세로 선다.

2 양팔을 좌우로 뻗으면서 양발을 점프해 벌렸다가 다시 차렷 자세로 돌아간다.

TIP!
흔히 알고 있는 PT동작이다. 배에 힘을 주고 가볍게 점프하면서 동작하면 코어가 강화되는 효과가 더해진다. '점핑 잭' 3회 후 '스피드 런(p.192)'을 30초 이어서 하면 효과는 더 강력해진다. 체력 강화와 전신 체지방 제거에 이만한 운동이 없다. 수시로 실시하자.

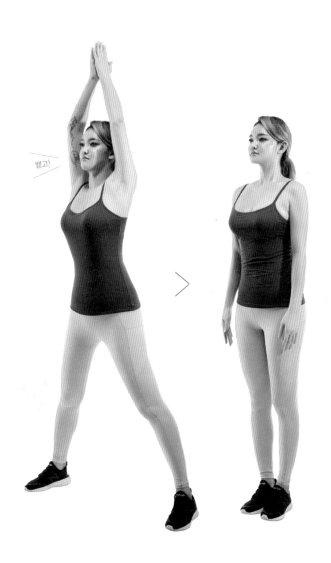

뺐고

3 다시 양발을 점프해서 다리를 좀 더 넓게 벌리고 머리
위에서 박수를 친 다음 차렷 자세로 돌아온다. 2~3번
동작을 반복한다.

마운틴 클라이밍

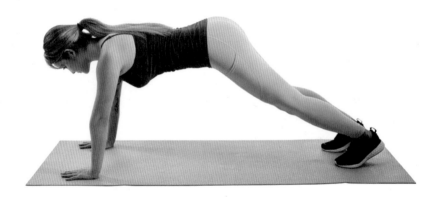

1 양손은 어깨너비, 양발은 골반너비 간격으로 벌리고 바닥에 엎드린다.

TIP!

숨을 코로 들이마셨다가 입으로 내쉬며 30초간
집중해서 뛴다. 배에 힘을 준 상태로 뛰어야 뱃살
제거에 더 좋다. 뛸 때는 엉덩이가 높이 솟지 않도
록 주의하도록 하자.

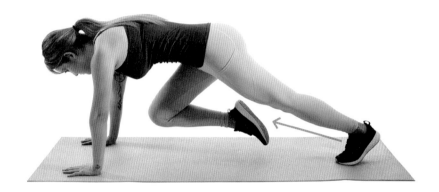

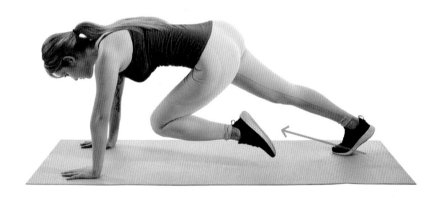

2 무릎이 가슴에 닿을 정도로 당기며 30초 동안 빠르게
  뛴다.

사이드 스텝

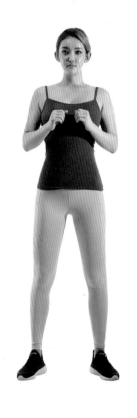

1 덤벨 2개를 약 1미터 간격으로 앞쪽 바닥에 놓고 그 중앙에 선다.

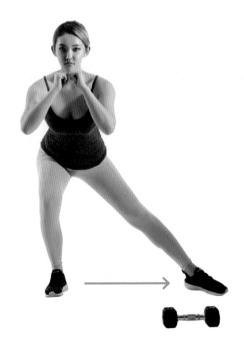

2 엉덩이를 뒤로 내밀면서 오른쪽 무릎을 살짝 구부려 중심을 잡고, 가볍게 뛰면서 왼발을 옆으로 쭉 뻗는다.

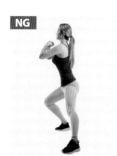

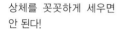

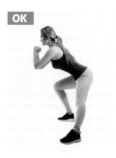

상체를 꼿꼿하게 세우면
안 된다!

상체를 앞으로 45도 정도
기울인 채 동작한다!

TIP!

유연성이 부족하거나 평소 자세가 불균형한 사람들
에게 좋다. 허벅지 안쪽의 근육 강화와 전신 체지방
제거에도 효과가 있다. 천천히 바른 자세로 동작을
충분히 익힌 뒤 점차 속도를 높이도록 하자.

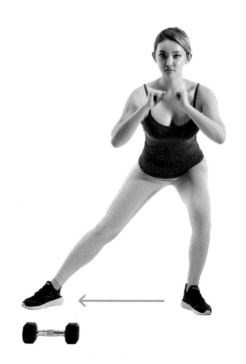

3 가볍게 뛰면서 뻗었던 왼발을 중앙으로 가져오
고, 동시에 오른발을 옆으로 쭉 뻗는다. 2~3번
동작을 반복한다.

푸시업 버피

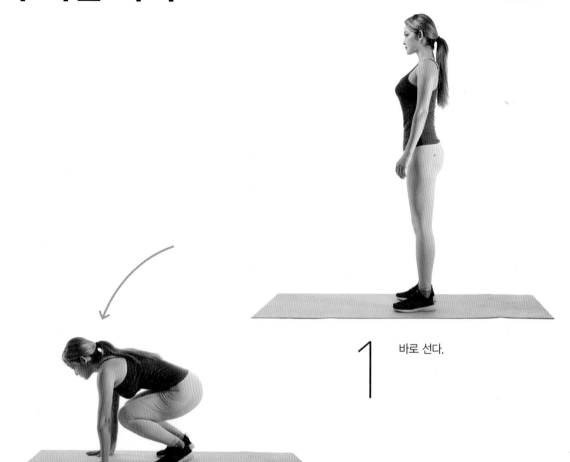

1 바로 선다.

2 상체를 숙여 양손으로 바닥을 짚는다.

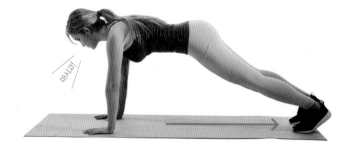

3 엉덩이를 위로 튕기듯 살짝 점프해 양발을 뒤로
쭉 뻗는다.

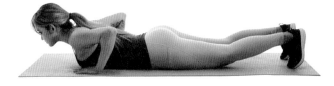

TIP!
집에서 할 수 있는 최고의 유산소운동이라고
할 수 있다. 체지방을 태우면서 가슴 근력까지
키울 수 있는 대표 전신운동이다. 기본 푸시업
과는 다르게 엎드려 바닥에 배를 붙였다가 떼
는 동작이라 부담이 덜하다. 대신 푸시업을 하
는 동안 가슴은 팽창되어 근력이 길러진다.

4 팔꿈치를 조심하면서 골반부터 배,
가슴 순서로 부드럽게 바닥에 내려
놓는다.

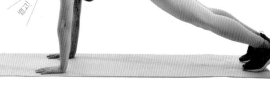

5 반대로 가슴부터 배, 골반 순서로 부드럽게
몸을 일으킨다.

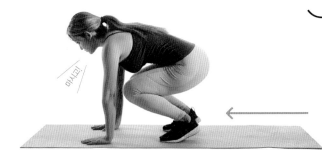

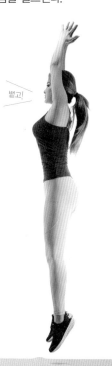

6 양발을 앞으로 한 걸음 점프한다.

7 일어나 만세하면서 점프한다. 2~7번
동작을 빠르게 반복한다.

203

암 워킹

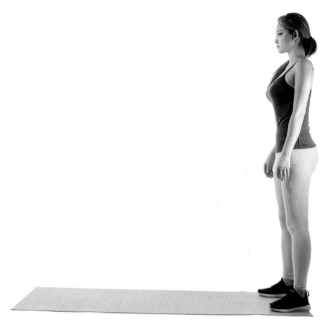

1 다리를 어깨너비만큼 벌리고 바로 선다.

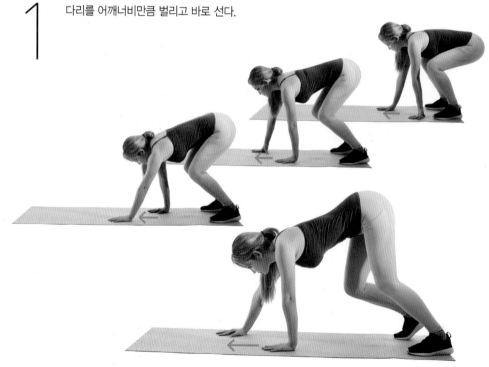

2 상체를 숙여 손으로 바닥을 짚으면서 앞으로 걸어가 엎드려뻗쳐 자세를 한다.

TIP!

전신 체지방을 활활 불태우는 동작으로 동시에 팔의 근력을 기르는 데도 좋다. 복부에 힘을 준 상태로 동작하면 플랭크처럼 코어 향상에 좋으며, 동작 중에 굳이 무릎을 쫙 펴고 있지 않아도 된다. 편한 자세로 살짝 무릎을 구부린 채 동작한다.

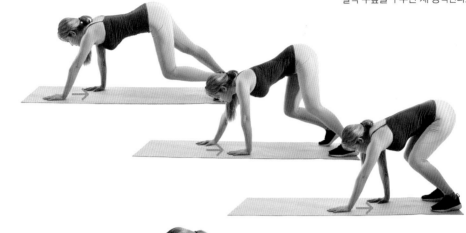

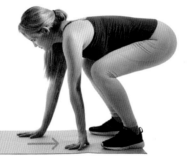

3 반대로 손으로 바닥을 짚어 처음 위치까지 돌아온다.

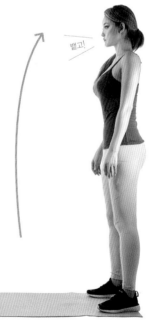

4 상체를 일으켜 선다. 2~4번 동작을 반복한다.

지난 파트에 소개된 운동들로 기초 근력을 다져온 분들이라면 이제 슬슬 욕심이 날 것이다. 왜냐면

우리는 단순히 마른 몸, 살을 빼겠다는 의지를 넘어 건강하고 볼륨 넘치는 몸매를 만들고자 만난 동

지이지 않은가. 그렇다면 이제 헬스장에 가보자. 그곳에 놓인 수많은 기구들을 적극 활용해 내 몸을

완성할 차례다. 기구는 손도 못 대보고 매번 러닝머신, 사이클 앞만 전전하다 돌아왔던 사람이라면

특히 이번 파트를 눈여겨보길 바란다. 주요 기구들을 활용해 몸의 움푹 파인 곳에 볼륨을 채우고, 비

리비리한 곳에 탄력과 건강함을 더하는 비법을 담았다. 책을 보고서도 잘 안 된다면 트레이너들에

게 적극적으로 도움도 요청해보자. 이제 당신은 아름다워질 일만 남았다!

Check 1 **모든 동작은 세트 당 20~30회, 총 5세트를 목표로 한다.**

Check 2 **모든 동작의 호흡은 코로 마시고, 입으로 뱉는다.**

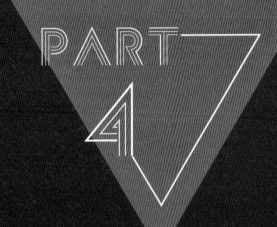

PART

4

기구 트레이닝

헬스장 편

레그 컬

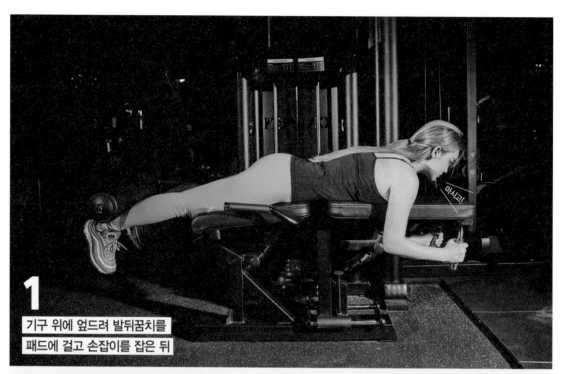

1 기구 위에 엎드려 발뒤꿈치를
패드에 걸고 손잡이를 잡은 뒤

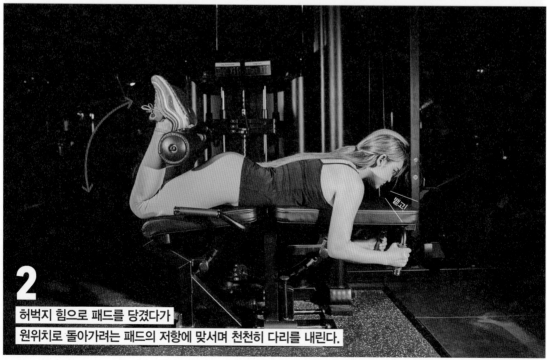

2 허벅지 힘으로 패드를 당겼다가
원위치로 돌아가려는 패드의 저항에 맞서며 천천히 다리를 내린다.

허벅지 뒤쪽 근육 강화, 셀룰라이트 제거, 엉덩이 밑쪽 지방 제거!

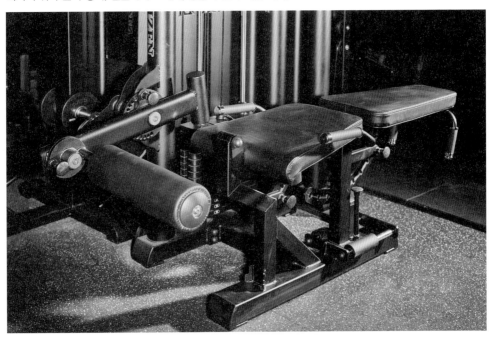

TIP!
발끝을 정강이 쪽으로 당긴 뒤 천천히 허벅지 힘으로 패드를 올린다. 그 다음 발끝을 뾰족하게 펴 허벅지의 힘으로 패드에 저항하며 내린다.

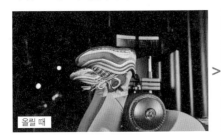

올릴 때

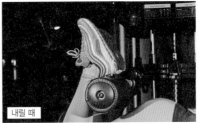

내릴 때

레그 익스텐션

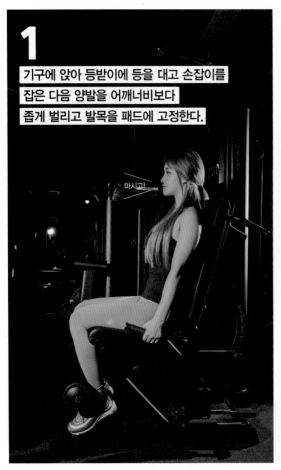

1

기구에 앉아 등받이에 등을 대고 손잡이를 잡은 다음 양발을 어깨너비보다 좁게 벌리고 발목을 패드에 고정한다.

마시고

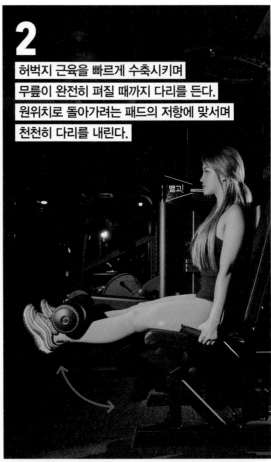

2

허벅지 근육을 빠르게 수축시키며 무릎이 완전히 펴질 때까지 다리를 든다. 원위치로 돌아가려는 패드의 저항에 맞서며 천천히 다리를 내린다.

뱉고

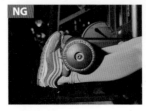

NG

발끝을 당기면 안 된다!

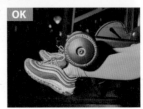

OK

발끝을 편 채 다리를 올린다!

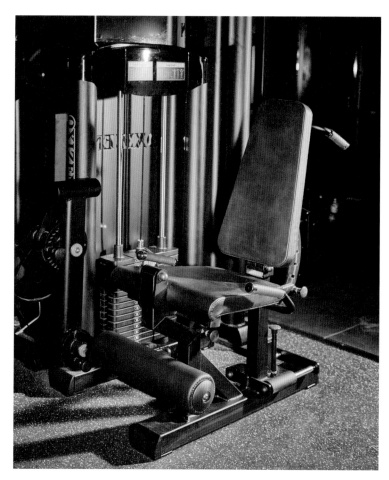

허벅지 근력 강화, 셀룰
라이트 제거, 골반 라인
볼륨 충전!

▽
TIP!
발끝을 뾰족하게 편 상태로 동작하면 대퇴직근(앞벅지 부위)에 힘이 잘 들어간다. 반면 발끝을
정강이 쪽으로 당긴 상태로 동작하면 종아리에 힘이 들어가게 되니 주의하자. 무릎이 약하면
발을 45도 외회전시킨 뒤 동작하자. 허벅지 안쪽의(내측광근)의 힘이 쓰인다. 다리를 올릴 때
입으로 숨을 길게 내쉬고, 내릴 때는 코로 숨을 길게 마신다. 의자에서 등과 허리를 살짝 뗀 상
태로 하면 무게 중심이 허벅지에 더 강하게 집중되어 효과가 더 좋다.

파워 레그 프레스

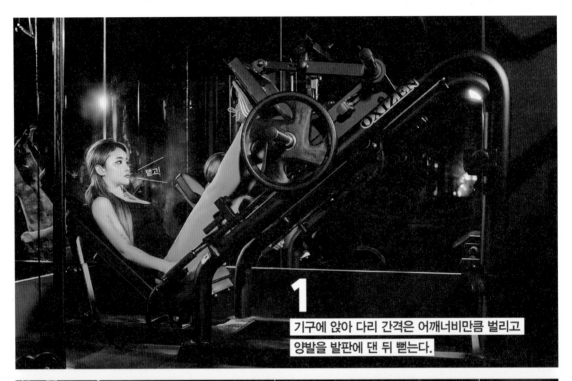

1 기구에 앉아 다리 간격은 어깨너비만큼 벌리고 양발을 발판에 댄 뒤 뻗는다.

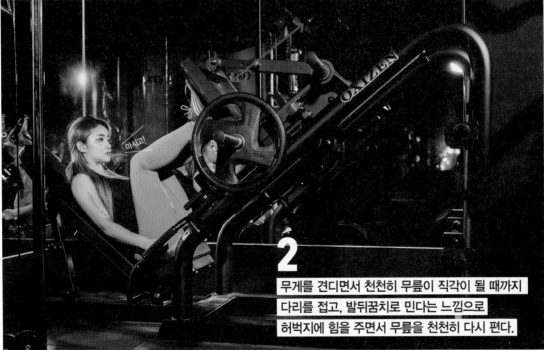

2 무게를 견디면서 천천히 무릎이 직각이 될 때까지 다리를 접고, 발뒤꿈치로 민다는 느낌으로 허벅지에 힘을 주면서 무릎을 천천히 다시 편다.

탄탄한 허벅지, 엉덩이 볼륨 충전, 다른 기구에 비해 더 안정적으로 중량 운동 가능!

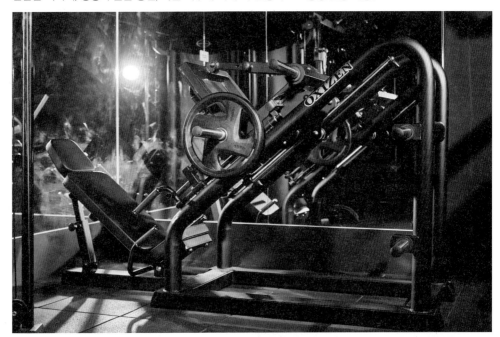

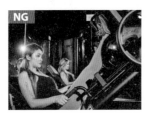

무릎을 완전히 펴면 안 된다!

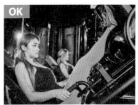

무릎을 살짝 구부린 채 동작한다!

TIP!

발판의 발 위치에 따라 쓰이는 힘이 달라진다. 하체를 골고루 단련하려면 다양한 위치로 번갈아가며 운동하자. 의자에 기대고 있는 상태에서 발판을 천천히 몸 쪽으로 내릴 때 가슴과 무릎이 붙을 정도로 가깝게 내리면 엉덩이가 뜨면서 허리를 다칠 수 있으니 주의하자. 발판을 밀 때는 숨을 내쉬면서 미는데 무릎을 너무 쫙 펴면 근육이 아닌 관절로 미는 상태가 되어 운동 효과를 볼 수 없고 위험하다.

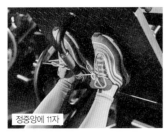

정중앙에 11자

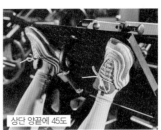

상단 양끝에 45도

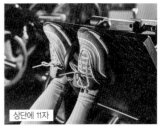

상단에 11자

케이블 힙 익스텐션

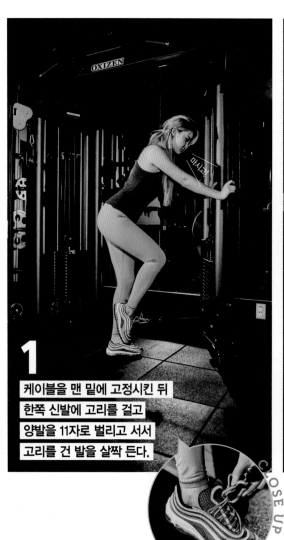

1 케이블을 맨 밑에 고정시킨 뒤
한쪽 신발에 고리를 걸고
양발을 11자로 벌리고 서서
고리를 건 발을 살짝 든다.

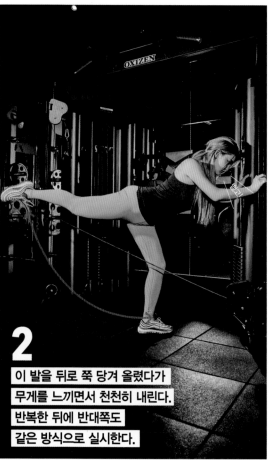

2 이 발을 뒤로 쭉 당겨 올렸다가
무게를 느끼면서 천천히 내린다.
반복한 뒤에 반대쪽도
같은 방식으로 실시한다.

▽ TIP!

발목 고정 패드를 사용해도 되지만 개인적으로는 추천하지 않는다.
동작 중에 정강이에 닿아 아플 수 있다. 대신 운동화를 희생하는 편
이다. 준비 자세에서는 한쪽 무릎을 살짝 구부린 상태에서 뒤로 쭉
무릎을 밀어내듯이 편다. 이미 편 상태에서 무리해 더 뒤로 차면 위
험하다.

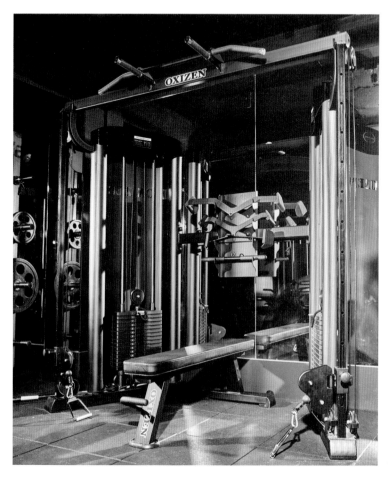

다양한 용도로 변경 가능
한 기구, 주로 엉덩이(볼
륨 및 탄력) 근력 강화에
도움!

케이블 무빙 스쿼트

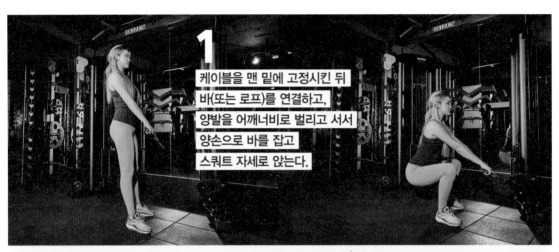

1

케이블을 맨 밑에 고정시킨 뒤
바(또는 로프)를 연결하고,
양발을 어깨너비로 벌리고 서서
양손으로 바를 잡고
스쿼트 자세로 앉는다.

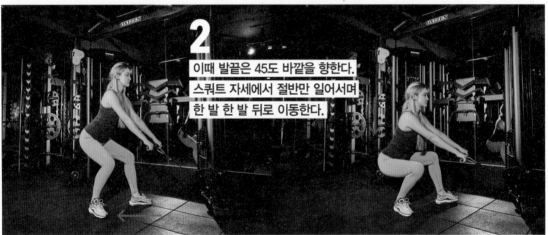

2

이때 발끝은 45도 바깥을 향한다.
스쿼트 자세에서 절반만 일어서며
한 발 한 발 뒤로 이동한다.

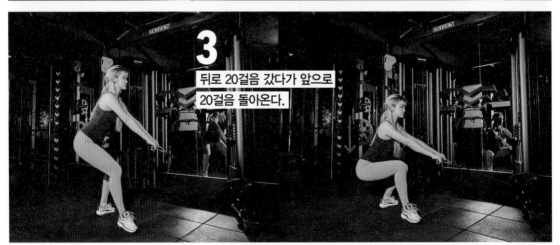

3

뒤로 20걸음 갔다가 앞으로
20걸음 돌아온다.

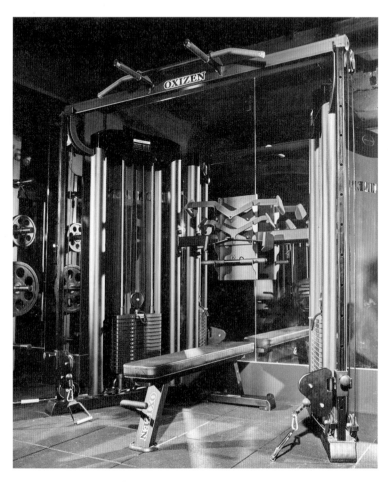

허벅지 근력 강화, 셀룰
라이트 제거, 골반 및 엉
덩이 볼륨 충전!

▽TIP!
어려우면 제자리에서 '무브먼트 스쿼트(p.90)'를 먼저 하면서 익숙해지면 된다. 기존 스쿼트 자
세로 앉은 뒤 절반만 일어섰다가 다시 앉고, 또 절반만 일어섰다가 앉는 동작을 반복적으로 연
습한 뒤 뒤로 한 걸음씩 이동하는 연습으로 이어가자. 허벅지와 둔근의 힘으로 천천히 이동한
다. 엉덩이에 힘이 없는 사람들은 일단 허벅지에 힘이 많이 들어갈 수 있지만 걱정 안 해도 된
다. 점차 나아진다.

스미스머신 힙 쓰러스트

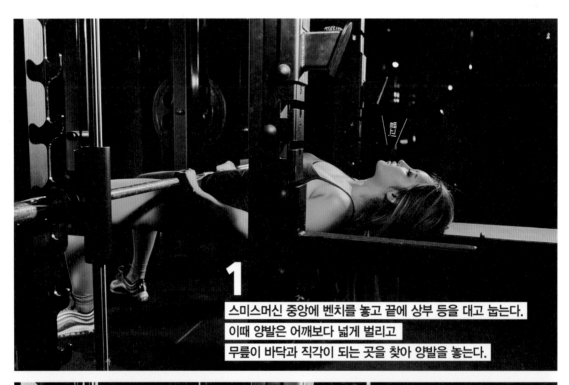

1 스미스머신 중앙에 벤치를 놓고 끝에 상부 등을 대고 눕는다.
이때 양발은 어깨보다 넓게 벌리고
무릎이 바닥과 직각이 되는 곳을 찾아 양발을 놓는다.

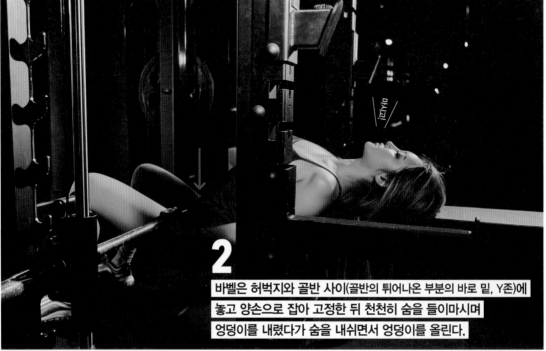

2 바벨은 허벅지와 골반 사이(골반의 튀어나온 부분의 바로 밑, Y존)에
놓고 양손으로 잡아 고정한 뒤 천천히 숨을 들이마시며
엉덩이를 내렸다가 숨을 내쉬면서 엉덩이를 올린다.

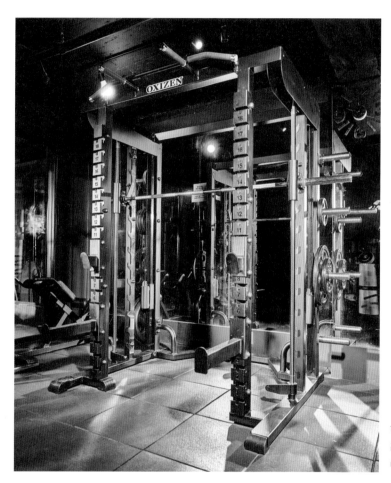

허벅지 근력 강화, 셀룰
라이트 제거, 골반 및 엉
덩이 볼륨 충전!

TIP!
완전 측면에서 봤을 때 다리가 직각이어야 한다. 몸에서 다리가 멀어질수록 허벅지 뒤쪽 근육
에 힘이 들어간다. 이땐 좀 더 몸 쪽으로 발 위치를 당겨오자. 엉덩이를 천천히 내렸다가 엉덩
이의 힘과 발뒤꿈치로 누른다는 느낌으로 한 번에 들어 올려 엉덩이를 수축한다. 엉덩이를 너
무 과하게 들어 올려서 허리가 휘면 안 된다!

스미스머신 런지

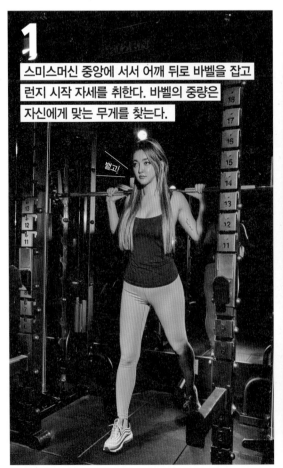

1
스미스머신 중앙에 서서 어깨 뒤로 바벨을 잡고 런지 시작 자세를 취한다. 바벨의 중량은 자신에게 맞는 무게를 찾는다.

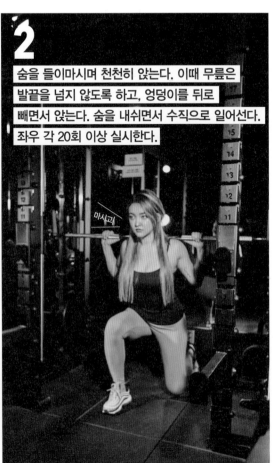

2
숨을 들이마시며 천천히 앉는다. 이때 무릎은 발끝을 넘지 않도록 하고, 엉덩이를 뒤로 빼면서 앉는다. 숨을 내쉬면서 수직으로 일어선다. 좌우 각 20회 이상 실시한다.

> **TIP!**
> 엉덩이를 뒤로 빼면서 앉을 때는 동시에 상체도 40~45도 정도 숙인다. 이때 고개를 들고 정면을 바라본다. 완전 측면에서 봤을 때 스쿼트를 할 때의 상체와 자세가 같다. 런지 시작 자세는 양발을 11자로 놓고, 어깨너비로 벌린 상태에서 한 발을 뒤로 50cm 정도 보낸 뒤 발뒤꿈치를 들어 무게 중심이 앞발에 실리게 하는 것이다. 명심하자!

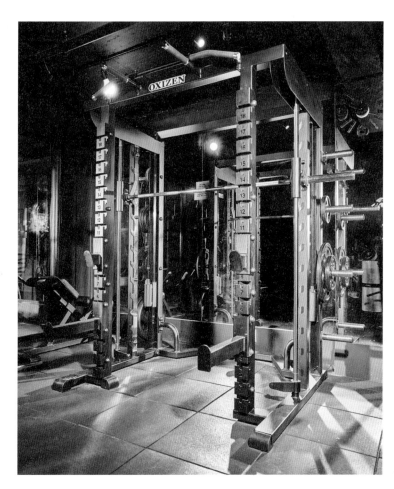

허벅지 근력 강화, 체지
방 제거, 엉덩이 힙 업,
엉덩이 밑쪽 셀룰라이트
제거!

힙 어브덕션

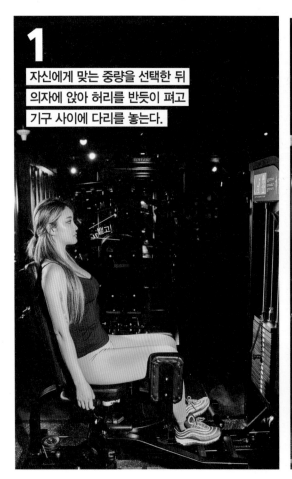

1

자신에게 맞는 중량을 선택한 뒤 의자에 앉아 허리를 반듯이 펴고 기구 사이에 다리를 놓는다.

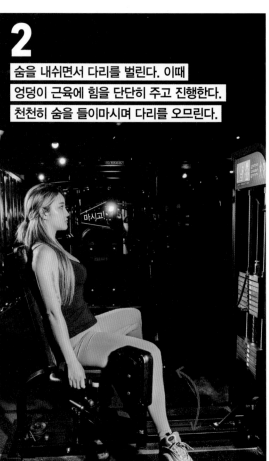

2

숨을 내쉬면서 다리를 벌린다. 이때 엄덩이 근육에 힘을 단단히 주고 진행한다. 천천히 숨을 들이마시며 다리를 오므린다.

▽ TIP!

의자에 기댄 채로 다리를 벌리면 둔근에서도 대둔근 쪽에 집중이 된다. 엄덩이 뒷면 전면부 근육을 발달시켜 애플힙을 만들 수 있다는 뜻이다. 그러나 의자에서 상체를 살짝 앞으로 숙인 채 다리를 벌리면 중둔근 쪽에 집중이 더 된다. 엄덩이 바깥쪽 상단부 근육이 자극되어 꺼진 볼륨을 채울 수 있다. 번갈아 동작해보자.

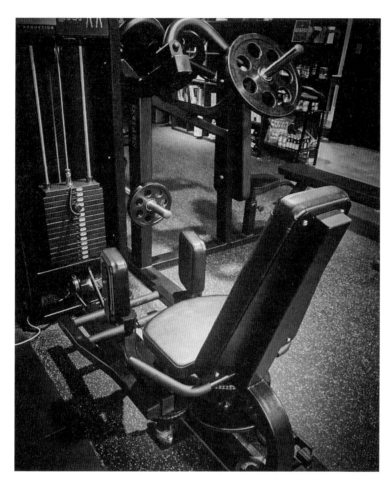

허벅지 근력 강화, 셀룰
라이트 제거, 골반 및 엉
덩이 볼륨 충전!

이너타이

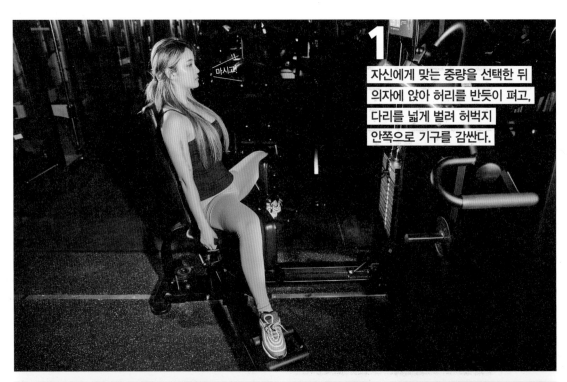

마시고.

1

자신에게 맞는 중량을 선택한 뒤
의자에 앉아 허리를 반듯이 펴고,
다리를 넓게 벌려 허벅지
안쪽으로 기구를 감싼다.

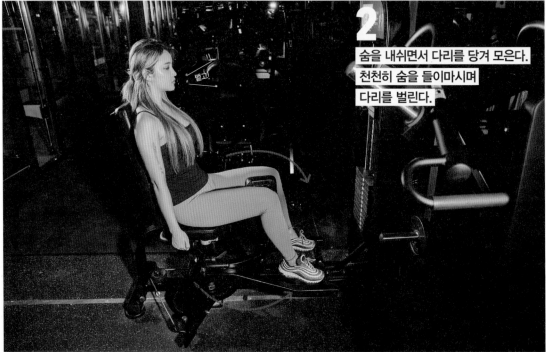

빼고.

2

숨을 내쉬면서 다리를 당겨 모은다.
천천히 숨을 들이마시며
다리를 벌린다.

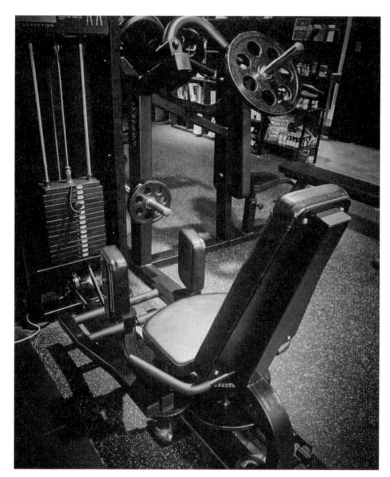

허벅지 안쪽 내전근 근
력 강화, 체지방 제거!

TIP!
일상 활동 외에 운동을 안 하는 사람. 운동을 하는 사람 모두 허벅지 바깥쪽만 발달되지 선수
가 아닌 이상 허벅지 안쪽 근육을 발달시키기는 정말 어렵다. 허벅지 안쪽 운동을 따로 하지
않으면 이미 힘이 강한 허벅지 바깥쪽 근육(대퇴직근, 외측광근, 대퇴 근막장근)에 의해 무릎
이 안쪽으로 밀리기도 해 걸음걸이가 바뀌는 경우도 있다. 그러니 이너타이를 꼭 해주길 바란
다. 임산부들의 출산 후 필수 운동이기도 하다.

케이블 숄더 프레스

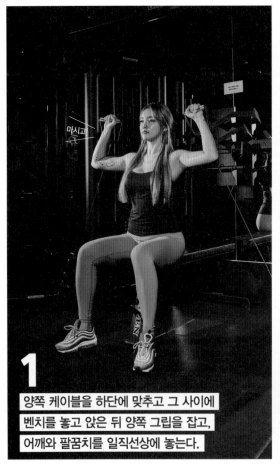

마시고

1

양쪽 케이블을 하단에 맞추고 그 사이에 벤치를 놓고 앉은 뒤 양쪽 그립을 잡고, 어깨와 팔꿈치를 일직선상에 놓는다.

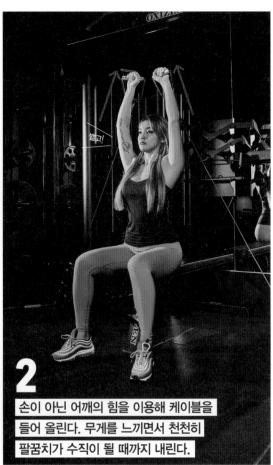

뱉고!

2

손이 아닌 어깨의 힘을 이용해 케이블을 들어 올린다. 무게를 느끼면서 천천히 팔꿈치가 수직이 될 때까지 내린다.

TIP!

어깨는 등에 붙어있는 뼈다. 알아두어야 할 것은 어깨인 견갑골은 등에서 30~35도 앞으로 기울어져 있다는 것이다. 그렇기 때문에 내 팔꿈치는 등과 일직선상이 아닌 어깨의 일직선상에 놓여야 한다는 말이다. 즉 나란히 등과 일직선상으로 잡은 상태에서 어깨뼈의 방향대로 30~35도 정도 앞으로 기울여 주는 것이 가장 바람직하다.

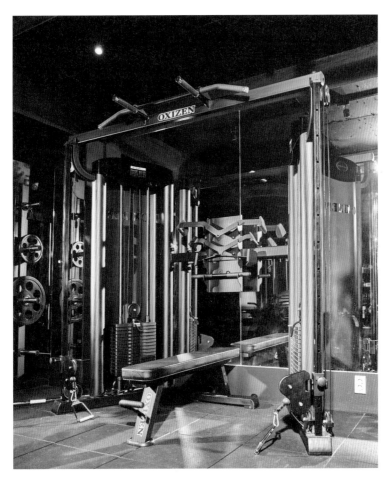

상체 근력 강화, 쇄골 및 어깨 라인 완성, 가슴 및 등 근육 강화, 등 지방 제거!

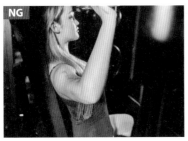

팔꿈치를 뒤로 당겨 등과 평행하면 안 된다.

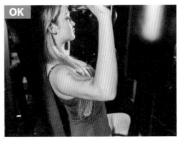

팔꿈치가 앞쪽으로 당겨야 한다.

케이블 크로스 오버

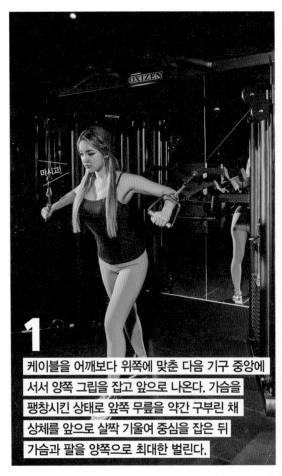

1 케이블을 어깨보다 위쪽에 맞춘 다음 기구 중앙에 서서 양쪽 그립을 잡고 앞으로 나온다. 가슴을 팽창시킨 상태로 앞쪽 무릎을 약간 구부린 채 상체를 앞으로 살짝 기울여 중심을 잡은 뒤 가슴과 팔을 양쪽으로 최대한 벌린다.

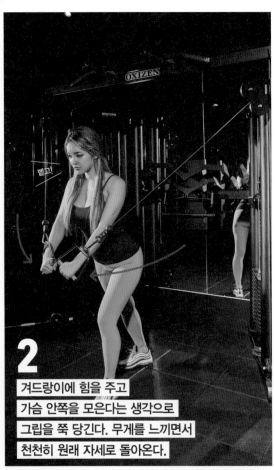

2 겨드랑이에 힘을 주고 가슴 안쪽을 모은다는 생각으로 그립을 쭉 당긴다. 무게를 느끼면서 천천히 원래 자세로 돌아온다.

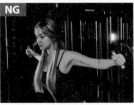

팔꿈치를 활짝 열면 안 된다!

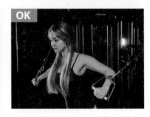

팔꿈치를 구부리고 어깨부터 팔꿈치까지 대각선으로 떨어지게 한다!

228

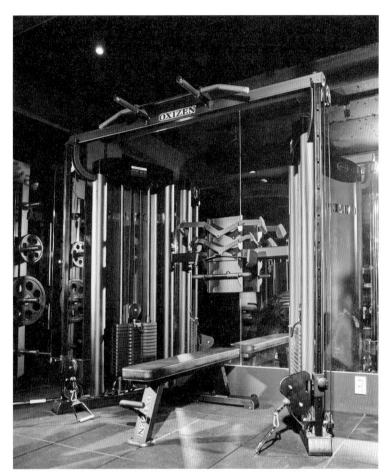

상체 근력 강화, 쇄골 및
어깨 라인 완성, 가슴 및
등 근육 강화, 등 지방
제거!

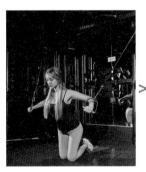 >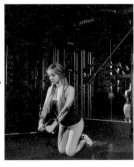

TIP!
무릎을 꿇고 하면 당기는 길이가 늘어나 더
많은 근력을 사용하게 된다. 더 편한 자세를
찾아 선택하면 된다. 무조건 가슴을 팽창시킨
상태로 고정한 뒤 동작한다. 팔을 뒤로 과하
게 꺾으면 어깨를 다칠 위험이 있으니 가슴과
겨드랑이가 늘어난다고 느껴질 정도로만 벌
렸다가 O자로 안는 느낌으로 팔을 모아준다.
들이마시며 팔을 벌리고 내쉬며 당긴다. 팔을
당길 때도 무조건 가슴이 팽창된 상태를 유지
해야 한다.

케이블 페이스 풀

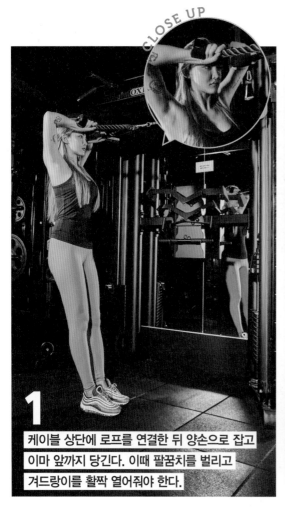

CLOSE UP

1 케이블 상단에 로프를 연결한 뒤 양손으로 잡고 이마 앞까지 당긴다. 이때 팔꿈치를 벌리고 겨드랑이를 활짝 열어줘야 한다.

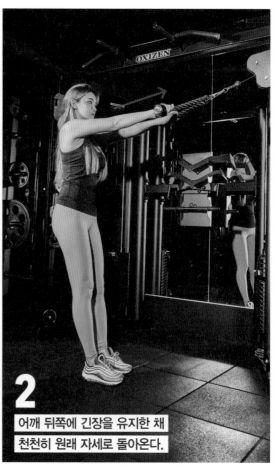

2 어깨 뒤쪽에 긴장을 유지한 채 천천히 원래 자세로 돌아온다.

TIP!

로프를 잡을 땐 팔꿈치를 살짝 안쪽으로 말듯이 돌려서 움켜쥔다. 팔을 쭉 펴고 손잡이를 약간 서로 안쪽으로 마주보듯 내회전한 상태에서 이마 높이까지 당겨주면 된다.

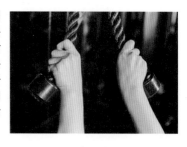

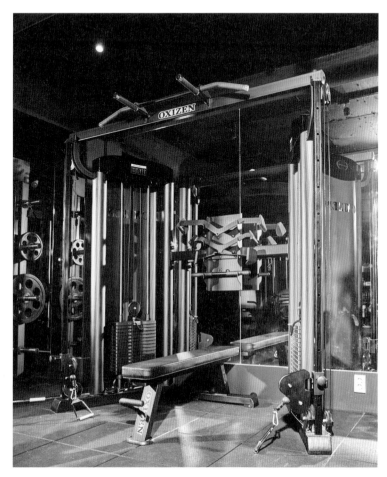

상체 근력 강화, 어깨 후
면 삼각근 단련(어깨 라
인 완성)!

케이블 풀 다운

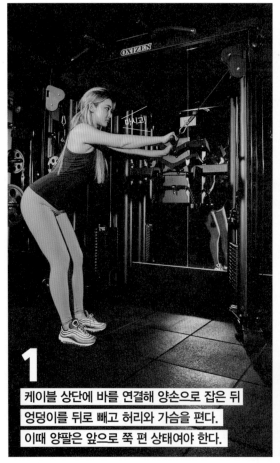

1 케이블 상단에 바를 연결해 양손으로 잡은 뒤 엉덩이를 뒤로 빼고 허리와 가슴을 편다. 이때 양팔은 앞으로 쭉 편 상태여야 한다.

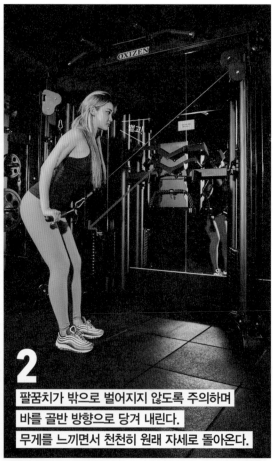

2 팔꿈치가 밖으로 벌어지지 않도록 주의하며 바를 골반 방향으로 당겨 내린다. 무게를 느끼면서 천천히 원래 자세로 돌아온다.

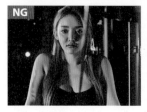

어깨와 목에 힘이 들어가 위로 솟으면 안 된다!

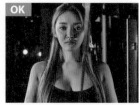

어깨는 귀와 최대한 멀어지도록 당겨 내린다!

TIP!
팔을 앞으로 쭉 편 상태에서 양쪽 팔꿈치를 바깥쪽으로 살짝 구부리고 가슴을 편 상태로 골반 방향으로 당겨 내린다. 이때 흉추를 신전(가슴을 펴고 등을 뒤로 젖히듯이)해 등을 수축시켜준다.

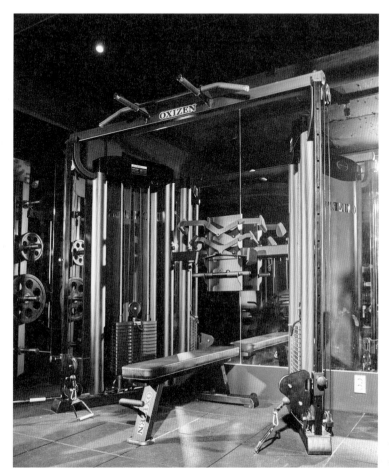

상체 근력 강화, 등 라인
완성, 등 지방 제거!

스미스머신 인클라인 체스트 프레스

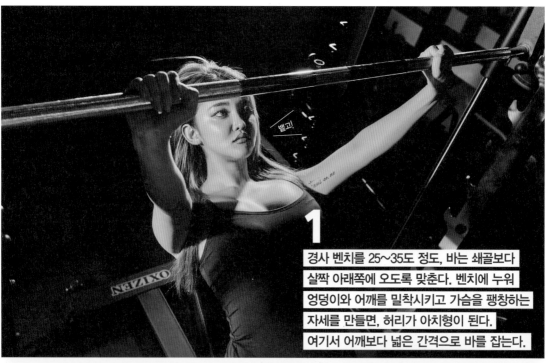

1 경사 벤치를 25~35도 정도, 바는 쇄골보다 살짝 아래쪽에 오도록 맞춘다. 벤치에 누워 엉덩이와 어깨를 밀착시키고 가슴을 팽창하는 자세를 만들면, 허리가 아치형이 된다. 여기서 어깨보다 넓은 간격으로 바를 잡는다.

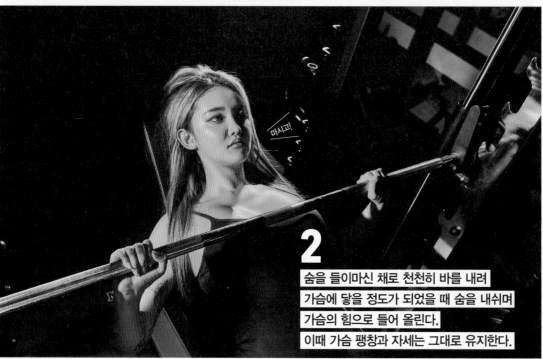

2 숨을 들이마신 채로 천천히 바를 내려 가슴에 닿을 정도가 되었을 때 숨을 내쉬며 가슴의 힘으로 들어 올린다. 이때 가슴 팽창과 자세는 그대로 유지한다.

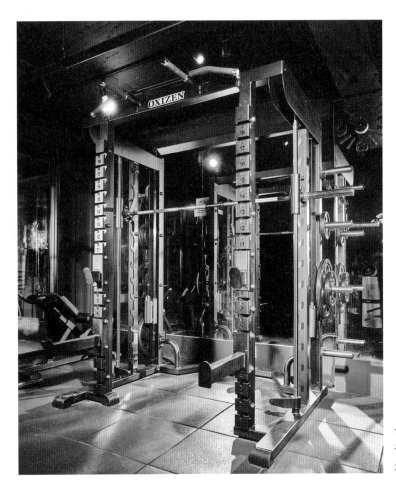

상체 근력 강화, 가슴 근
육 단련, 부유방 제거 및
체지방 제거!

▽ TIP!
동작 내내 가슴 팽창 상태를 유지한 채 내리고 올리기를 반복한다. 숨을 내쉬며 바를 올릴 때
가슴 팽창이 풀리면 위험하다. 목과 어깨에 부상의 위험이 있다. 바를 내렸을 때의 라인은 가
슴의 유두 라인이 가장 바람직하다.

스미스머신 숄더 프레스

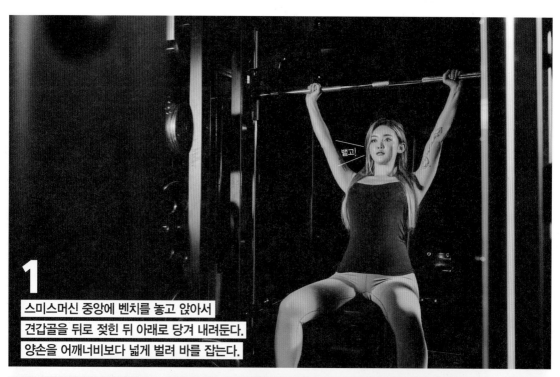

1

스미스머신 중앙에 벤치를 놓고 앉아서
견갑골을 뒤로 젖힌 뒤 아래로 당겨 내려둔다.
양손을 어깨너비보다 넓게 벌려 바를 잡는다.

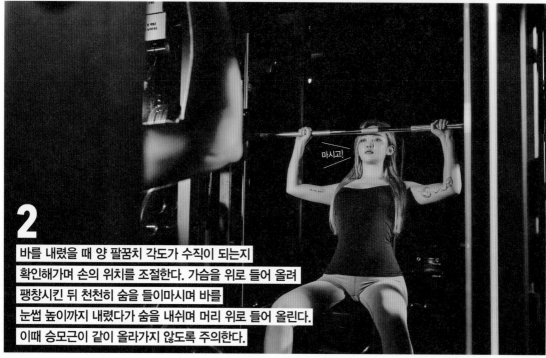

2

바를 내렸을 때 양 팔꿈치 각도가 수직이 되는지
확인해가며 손의 위치를 조절한다. 가슴을 위로 들어 올려
팽창시킨 뒤 천천히 숨을 들이마시며 바를
눈썹 높이까지 내렸다가 숨을 내쉬며 머리 위로 들어 올린다.
이때 승모근이 같이 올라가지 않도록 주의한다.

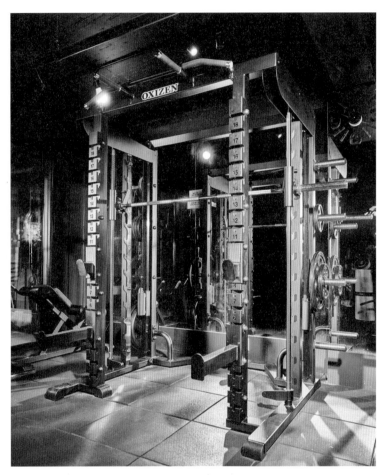

상체 근력 강화, 쇄골 및 어깨 라인 완성, 전면 삼각근과 측면 삼각근 단련!

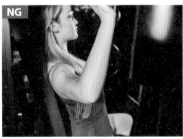

팔꿈치를 뒤로 당겨 등과 평행하면 안 된다.

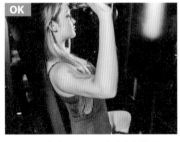

팔꿈치가 살짝 앞쪽으로 당겨져야 한다.

렛 풀 다운

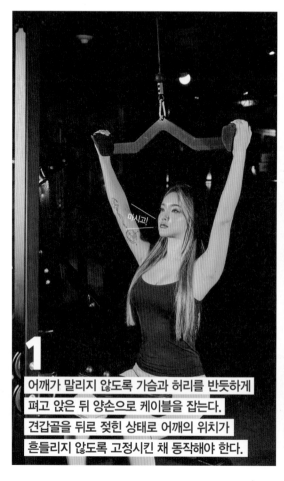

1
어깨가 말리지 않도록 가슴과 허리를 반듯하게
펴고 앉은 뒤 양손으로 케이블을 잡는다.
견갑골을 뒤로 젖힌 상태로 어깨의 위치가
흔들리지 않도록 고정시킨 채 동작해야 한다.

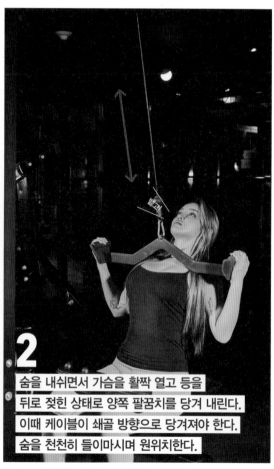

2
숨을 내쉬면서 가슴을 활짝 열고 등을
뒤로 젖힌 상태로 양쪽 팔꿈치를 당겨 내린다.
이때 케이블이 쇄골 방향으로 당겨져야 한다.
숨을 천천히 들이마시며 원위치한다.

> **TIP!**
> 케이블은 바로 교체해도 된다. 손의 위치와 잡는 방법
> 을 체크하자. 등 운동은 흉추의 가동성이 좋아야 더 효
> 과적이다. 예를 들면 오랫동안 구부정한 자세로 앉아
> 있거나 서있는 학생 및 직장인의 대부분은 가슴과 등
> 위치에 있는 척추(갈비뼈, 목뼈 바로 밑의 뼈)인 흉추
> 가 잘 움직이지 않는다. 많이 뻣뻣하다면 폼롤러를 이
> 용한 스트레칭이나 등을 펴게 만들어주는 동작으로 흉
> 추의 가동성을 좋게 만들면 된다. 그리고 가슴을 팽창
> 하듯 펴서 뒤로 젖혀야 흉추의 신전이 일어나므로 가
> 슴을 많이 펴자!

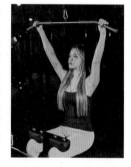

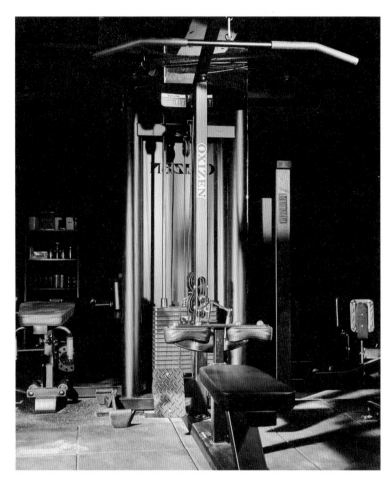

등 광배근 강화, 허리 라
인 완성, 등 지방 제거!

시티드 로우

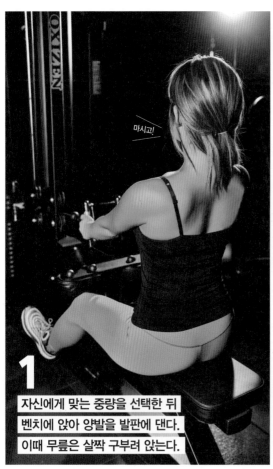

마시고!

1 자신에게 맞는 중량을 선택한 뒤
벤치에 앉아 양발을 발판에 댄다.
이때 무릎은 살짝 구부려 앉는다.

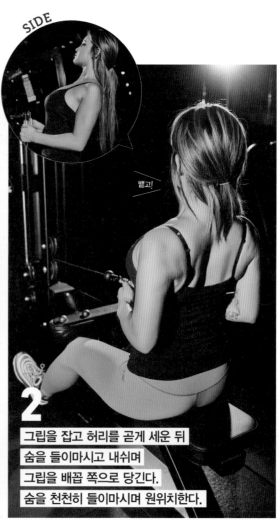

SIDE

뺏고!

2 그립을 잡고 허리를 곧게 세운 뒤
숨을 들이마시고 내쉬며
그립을 배꼽 쪽으로 당긴다.
숨을 천천히 들이마시며 원위치한다.

TIP!
다리는 120도에 가깝게 살짝 구부린다. 견갑골(어깨)을 뒤로 젖히며 가
슴을 펴서 팔을 뒤로 당겨 흉추의 신전을 한다.

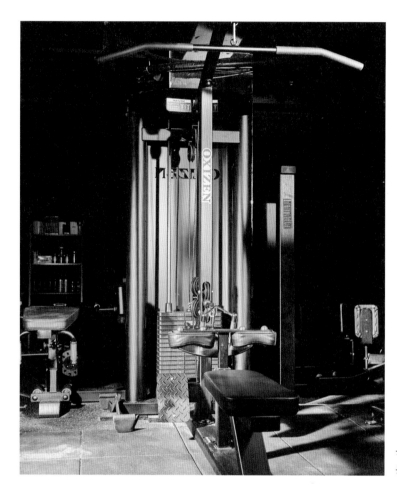

등 지방 제거 및
등 근육 강화!

시간 단축, 효과 100% 완벽한 볼륨 몸매를 위한

글래머러스 핏
프로그램

단기간에 살이 빠질 수는 있지만 완벽한 볼륨 몸매를 갖겠다는 건 욕심이다. 하지만 지금 소개하는 프로그

램들을 잘 활용한다면 조금은 도움이 될 테다. 부위별 근력을 가장 극대화시킬 수 있는 동작을 뽑아 6가지

프로그램을 구성해봤다. 운동에 투자할 시간은 턱없이 부족한데 당장 몸 만드는 일이 급한 여성들을 위해

SPECIAL PROGRAM

전신 체지방 다이어트

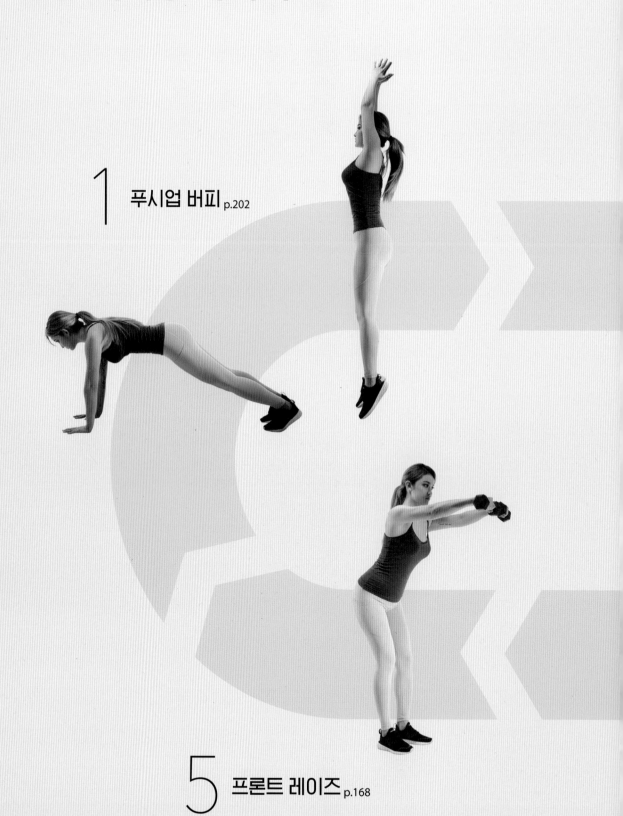

1 푸시업 버피 p.202

5 프론트 레이즈 p.168

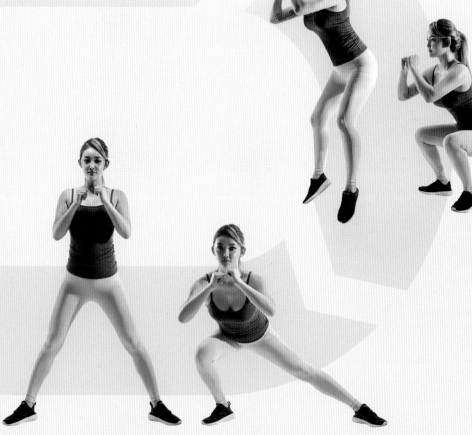

11자 복근 만들기

1 폼롤러 레그 레이즈 _{p.134}

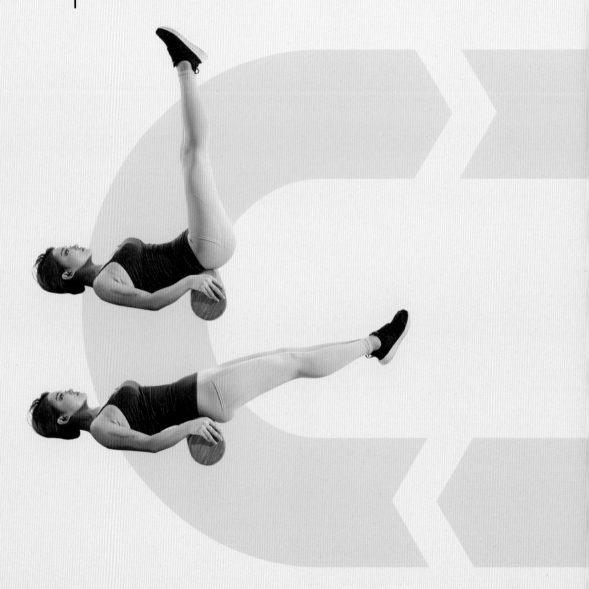

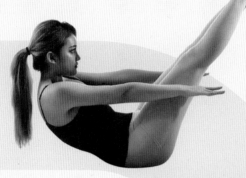

2 브이 싯 업 p.130

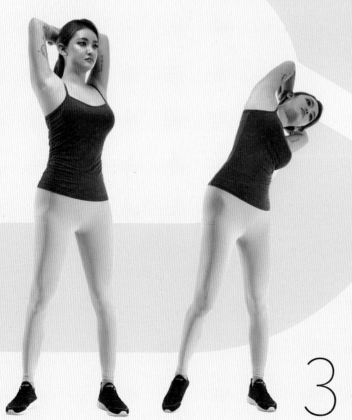

3 사이드 백 스트레치 p.152

볼륨 애플힙 만들기

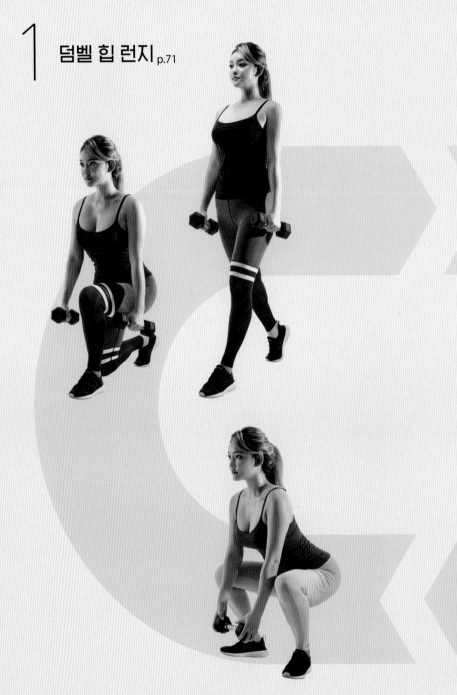

1 덤벨 힙 런지 p.71

5 덤벨 힙 와이드 스쿼트 p.102

2 힙 익스텐션 _{p.74}

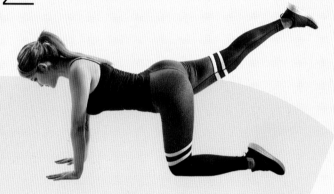

3 힙 스쿼트 _{p.98}

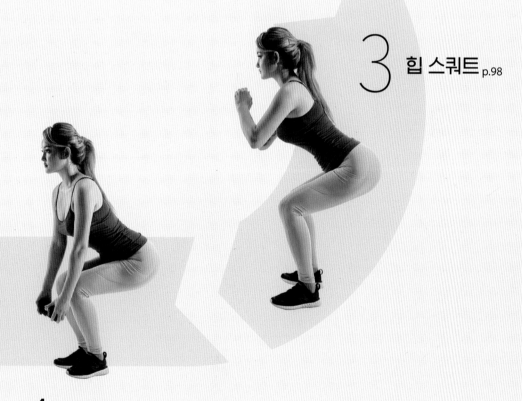

4 덤벨 힙 내로우 스쿼트 _{p.100}

탄력 하체 만들기

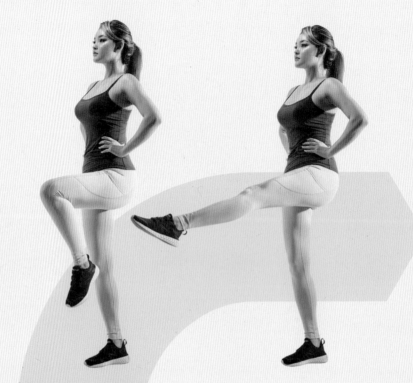

1 스탠드 레그 익스텐션 p.84

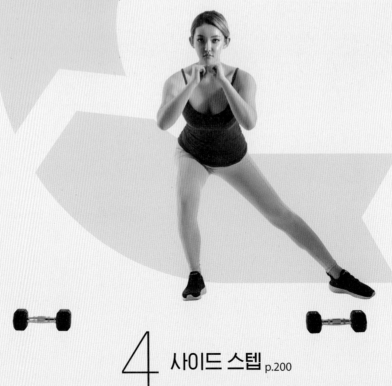

4 사이드 스텝 p.200

2 백 사이드 런지 p.72

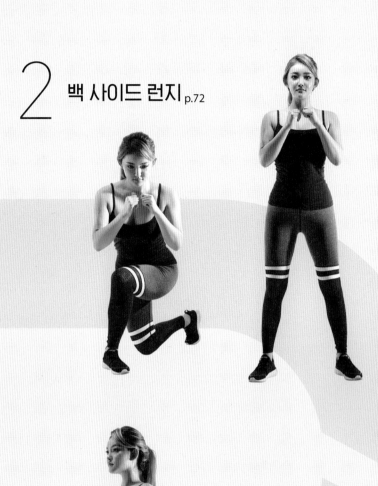

3 무브먼트 점프 스쿼트 p.92

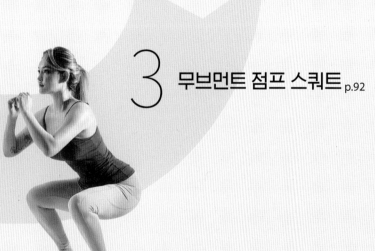

가슴 볼륨 업 시키기

1 덤벨 플라이 p.180

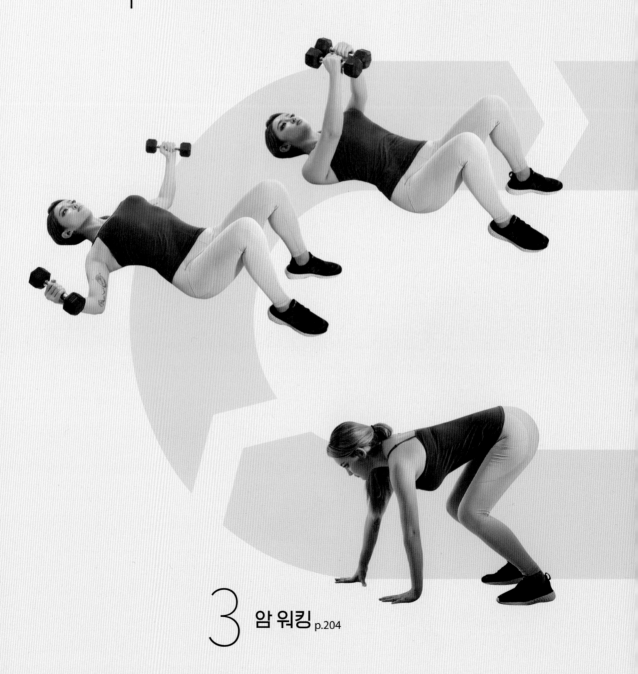

3 암 워킹 p.204

2 니 푸시업 p.52

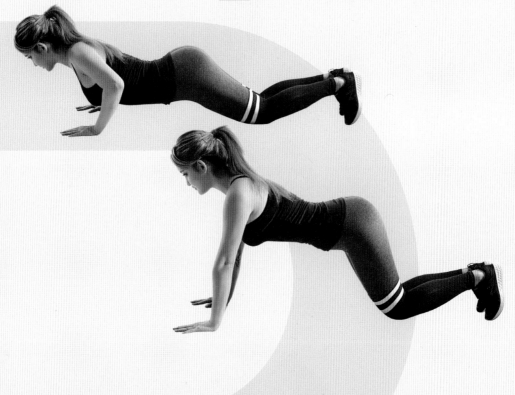

옷태나는 어깨 & 팔 라인 만들기

1 덤벨 트라이셉스 익스텐션 p.182

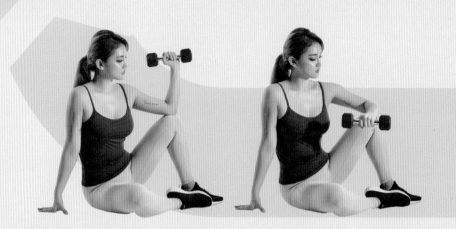

4 엑스터널 오브 니 p.164

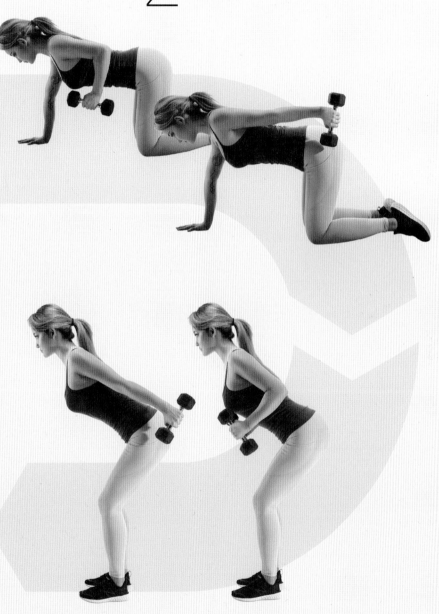

2 원 암 트라이셉스 익스텐션 p.184

3 덤벨 킥 백 p.186

GLAMOROUS FIT
글래머러스 핏

펴낸날 초판 1쇄 2018년 10월 5일

지은이 하서빈

펴낸이 임호준
본부장 김소중
책임 편집 김민정 | **편집 3팀** 김은정 이민주 현유민
디자인 왕윤경 김효숙 정윤경 | **마케팅** 정영주 길보민 김혜민
경영지원 나은혜 박석호 | **IT 운영팀** 표형원 이용직 김준홍 권지선

사진 이미지 레이블(http://imagelable.co.kr)
인쇄 (주)웰컴피앤피

펴낸곳 비타북스 | **발행처** (주)헬스조선 | **출판등록** 제2-4324호 2006년 1월 12일
주소 서울특별시 중구 세종대로 21길 30 | **전화** (02) 724-7675 | **팩스** (02) 722-9339
포스트 post.naver.com/vita_books | **블로그** blog.naver.com/vita_books | **페이스북** www.facebook.com/vitabooks

ISBN 979-11-5846-259-8 13510

• 이 도서의 국립중앙도서관 출판예정도서목록(CIP)은 서지정보유통지원시스템 홈페이지(http://seoji.nl.go.kr)와
  국가자료공동목록시스템(http://www.nl.go.kr/kolisnet)에서 이용하실 수 있습니다. (CIP제어번호:CIP2018030471)

• 비타북스는 독자 여러분의 책에 대한 아이디어와 원고 투고를 기다리고 있습니다.
  책 출간을 원하시는 분은 이메일 vbook@chosun.com으로 간단한 개요와 취지, 연락처 등을 보내주세요.

  비타북스는 건강한 몸과 아름다운 삶을 생각하는 (주)헬스조선의 출판 브랜드입니다.